Marianne Gäng

Heilpädagogisches Reiten

Mit 121 Abbildungen

Ernst Reinhardt Verlag München Basel

Marianne Gäng, Sonderschulheim Hochsteig Wattwill, CH-9620 Lichtensteig

Fotos: Thomas Winzeler
Holzschnitt: Robert Wyss

CIP-Kurztitelaufnahme der Deutschen Bibliothek

Gäng, Marianne:
Heilpädagogisches Reiten/Marianne Gäng.
[Fotos: Thomas Winzeler]. – München; Basel:
Reinhardt; 1983.

ISBN 3-497-00997-0

Satz: Fertigsatz, München
Druck: grafik + druck, München
Aufbindung: Grimm & Bleicher, München

Marianne Gäng
Heilpädagogisches Reiten

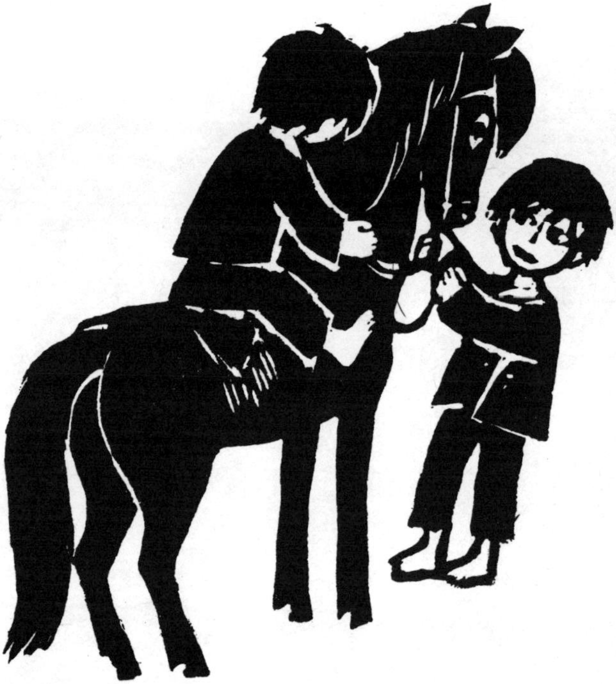

Die Autorin kennt und liebt als erfahrene Heimleiterin sowohl die ihr anvertrauten Kinder als auch ihr Steckenpferd: die Ponys. So gelingt es ihr in sympathischer Weise, die je arteigene Begegnung und Achtung zwischen Kind und Tier ins Zentrum ihrer pädagogischen Vermittlungsarbeit zu stellen. Eine vordergründig funktionelle und manchmal sogar lieblose Verzweckung des Reitens – als einer mensch-tierischen Spielform – Richtung Therapie, Leistungssport oder Modegag wird bewußt vermieden. Frau Marianne Gäng macht überdies deutlich, daß es nicht unbedingt eines menschlichen Antlitzes bedarf, um sich in seinem Wesen, seinen Grenzen und Möglichkeiten zu erfahren. Manchmal hat uns die stumme Kreatur mehr zu sagen als der geschwätzige Artgenosse. Ich wünsche dem Büchlein, daß es vor allem in Heimen und Schulen mit geeigneten Rahmenbedingungen zum Anreiz wird, die Beziehungen zwischen Kind und Tier in der hier geschilderten naturhaft-schlichten Weise zu pflegen und zu vertiefen.

PD Dr. E. E. Kobi
Institut für Spezielle
Pädagogik und Psychologie
der Universität Basel

Mit der vorliegenden Arbeit schließt Frau Gäng eine Lücke im Bereich der heilpädagogischen Bemühungen für gehemmte, kontaktarme und insbesondere auch für Kinder, die an einem infantilen hirnorganischen Psychosyndrom leiden. Es geht darum, daß – neben dem besonders wichtigen Kontakt und der Pflege der Tiere – die Kinder mehr Sicherheit und Selbstvertrauen, aber auch Zuverlässigkeit und Durchhalten lernen. Das „Heilpädagogische Reiten" ist ein wichtiges Instrument für Kinder, die an einem POS leiden. Neben einer Besserung im gestörten motorischen Verhalten ist insbesondere der pädagogische Ansatz zur Besserung der Wahrnehmungsstörungen im optischen, akustischen und taktilen Bereich außerordentlich günstig. Das hilft den Kindern zu mehr Sicherheit und zusammen mit dem Kontakt und der Pflege der Tiere und Rücksichtnahme auf die Kameraden zu besseren mitmenschlichen Beziehungen.

Dr. med. H. Städeli, Chefarzt
Ostschweizerischer Kinder- und Jugendpsychiatrischer Dienst St. Gallen

Inhalt

Kontakt mit dem Tier – ein menschliches Bedürfnis

Kinder haben aus einem grundlegenden menschlichen Bedürfnis heraus eine natürliche Zuneigung zu Tieren. Sie suchen den Kontakt mit dem Tier, wollen es lieben und geliebt werden. Tiere – insbesondere Haustiere – schaffen ein ungezwungenes und lebensfrohes Klima, von dem sich selbst „schwierige" Kinder ansprechen lassen. Sie finden zu ihnen oft leichter Zugang als zum Menschen. Durch Tierhaltung und den Umgang mit Tieren kann die Persönlichkeitsbildung gefördert und die Kontaktnahme zu den Mitmenschen und zur Umgebung erleichtert werden.

Ponys eignen sich besonders dazu, weil sie vielfältige Möglichkeiten anbieten: Sie lassen sich beobachten, pflegen, füttern, misten, reiten; sie sind anspruchsvolle Spielgefährten, immer bereit; das alles macht sie besonders begehrt und liebenswert.

Die Idee des Heilpädagogischen Reitens

Der Gedanke, den spielerischen Umgang von Kindern mit einem Pony pädagogisch zu nutzen, entsprang Beobachtungen und Erfahrungen mit den Kindern in der eigenen Familie. Der Umgang mit den eigenen Ponys ermöglichte unseren Kindern auf fast selbstverständliche Art und Weise

- sich selbst zu überwinden, sich abzuhärten aus Liebe zum Tier, weil das Pony ohne Ausnahme bei jedem Wetter und zu ganz bestimmten Zeiten gefüttert und gepflegt sein wollte;
- gegenseitige rücksichtsvolle Kontaktnahme und Auseinandersetzung zu spüren, positive *und* negative Erfahrungen zu machen;
- erfüllte Freizeit ohne Langeweile zu erleben, in der wenig Verlangen nach den üblichen Freizeitgenüssen der meisten Schulkameraden aufkam; dafür bereit zu sein auch (als angenehme Nebenerscheinung) zu intensiveren Schulleistungen;

- Kontakt zu gleichdenkenden und gleichfühlenden Kameraden zu finden, was zu Freundschaften führte, die bis ins Erwachsenenalter anhalten;
- Kinderträume und Abenteuerlust in Wirklichkeit umzusetzen, ohne Anstoß bei der Umwelt zu erregen, weil sie erst nach gründlicher Überlegung und Planung in der Verantwortung dem Tier gegenüber durchgeführt wurden, dann aber volle, genußreiche Erfüllung ermöglichten.

Die Erlebnisse meiner Kinder und mein eigenes aktives, begeistertes Mittun trugen sicher dazu bei, daß wir heute alle miteinander die Ponys lieben wie eh und je. Der Umgang mit ihnen stellt heute für uns eine echte Alternative zum Streß des Berufslebens dar.

Sinn – Zweck – Ziel

Den Stellenwert des Heilpädagogischen Reitens (der allgemeinen Übungen, der speziellen Übungen) innerhalb des Therapeutischen Reitens zeige ich durch eine schematische Darstellung auf. Zu Grunde liegt die schematische Darstellung von W. Heipertz, Therapeutisches Reiten.

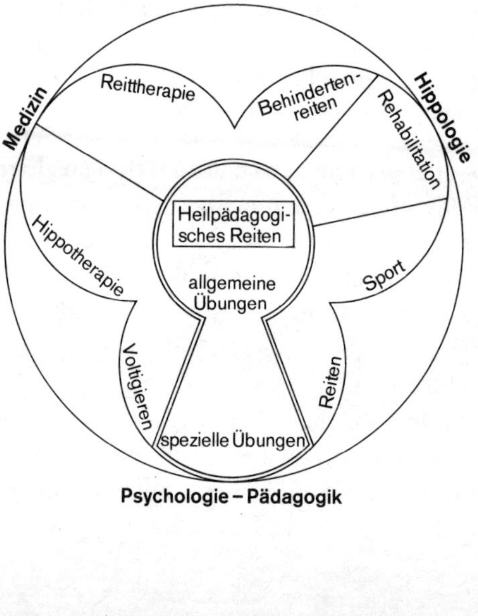

Pferde und Ponys sind als Erziehungshilfen in Sozialisationsprozessen und bei *verhaltensauffälligen Kindern* besonders geeignet. Zum Ausgangspunkt nehme ich das angeborene Bedürfnis, die Veranlagung jedes Menschen, mit Lebendigem – Menschen, Tieren – umgehen zu wollen.

Pferde sind in ihrem Verhalten weitgehend konstant, also verläßlich und in Erziehungsprozesse einplanbar. Pferde ändern ihr Verhalten auch kaum, wenn sie inmitten einer lebhaften Kinderschar sind. Pferde sind „einfühlsam", „rücksichtsvoll", bleiben z. B. stehen, wenn sie spüren, daß ein Kind von ihrem Rücken herunterzufallen droht. Pferde haben ein feines Gespür für Stimme und Stimmungen. Sie zeigen Angst, Ungeduld, Unruhe oder reagieren auf falsche Behandlung. Dadurch fordern sie das Kind zum Handeln, zum Reagieren auf. Pferde zeigen gegenüber dem Menschen Zurückhaltung. Diese Eigenschaft ist gegenüber sozial gestörten Kindern besonders wichtig. Pferde biedern sich nicht an, sondern sie lassen sich umwerben. Um so stärker ist dann das Erlebnis ihrer Zuneigung. Das Kind wird zu aktivem Beobachten und Sich-Einfühlen genötigt. Pferde reagieren artgerecht. Sie können sich nicht verstellen. Pferde reagieren nicht menschlich: sie rächen sich nicht, sie strafen auch nicht. Sie sind gutmütig (können aber auf schlechte Erfahrungen negativ reagieren). Diese Erfahrung ist für verhaltensgestörte Kinder besonders wichtig: so erfahren sie, daß ihr abweichendes Verhalten nicht unbedingt und nicht überall aggressive Reaktionen hervorruft.

Die *Motivation* für ein Kind, sich mit einem Pferd einzulassen, ist natürlich die Möglichkeit des Reitens selbst: sich fortbewegen, sich tragen lassen, sich bewähren, sich durchsetzen müssen. Das Kind kann sich über seinen Körper mitteilen (die oft abgelehnte menschliche Sprache fällt weg!) und empfängt vom Pferd und von seinem Körper Signale und Mitteilungen. Körperliches und seelisches Fühlen und Empfinden wird wach. Die eingangs erwähnten Eigenschaften des Pferdes sind auch besonders geeignet, *Urvertrauen* zu bilden, was bei verhaltensauffälligen Kindern besonders wichtig ist. Außerordentlich wichtig ist auch die Motivation durch den Umgang mit dem Pferd. Die Pflege des Tieres, des Sattelzeugs, des Stalls sind für die Kinder nicht Arbeiten wie Schreiben oder Zähneputzen, sondern eindeutig einsichtig und als notwendig anerkannt. Die Motivation durch den Umgang mit etwas ästhetisch Schönem – und ein Pferd ist etwas Schönes – mag mit dazu beitragen, sich selbst schöner zu erleben und als von den eigenen Mängeln weniger belastet.

Lassen Sie mich zum Schluß darauf hinweisen, daß das Kind dem Pferd gegenüber Respekt, Angst, Bewunderung und Liebe empfindet. Diese Dinge sind pädagogisch bekannt als die Voraussetzungen für Erziehungs- und Lernprozesse. Das Pferd vermag durch seine Gestalt und durch sein Wesen bei verhaltensauffälligen Kindern Verhaltensweisen zu bewirken, die diese Kinder im Normalfall verweigern würden. Reiten und der Umgang mit Pferden kann in idealer Weise dazu beitragen, positive Sozialisationsprozesse in Gang zu setzen und Störungen zu beheben, weil es

erstens das Bedürfnis nach positiver Zuwendung befriedigt (und damit die Störungsursachen erreicht) und

zweitens soziale Fertigkeiten trainiert, indem es dem Kind Möglichkeiten des Kontakts und der sozialen Betätigung verschafft, die anders gar nicht mehr vom Kind akzeptiert würden (M. Baum, 1981).

Es genügt nun aber nicht, ein Kind auf ein Pferd zu setzen oder ihm einen Stallbesen in die Hand zu drücken und dann zu glauben, jetzt sozialisiere es sich von selber! Um in Gang zu setzen oder zu erreichen, was wir bewirken wollen, ist ein Vorgehen vonnöten, wie es in diesem Buch entwickelt und ausführlich dargestellt ist.

Die *allgemeinen* Übungen des Heilpädagogischen Reitens sind für Kinder, Jugendliche, Erwachsene als Vorbereitung gedacht – für solche, die sich später dem Voltigieren oder dem eigentlichen Reiten zuwenden, wie auch für Körper- und Geistigbehinderte sowie für die Patienten der Reit- und Hippotherapie.

Mit diesen Übungen bezwecke ich, das Kind, den Jugendlichen, den Erwachsenen mit seinem zukünftigen Partner Pony/Pferd bekannt und vertraut zu machen, vorhandene Ängste und Unsicherheiten abzubauen; Vertrauen, Gleichgewicht, Sicherheit aufzubauen, optimale Voraussetzungen zu schaffen für das was folgen wird.

Mit den *speziellen* Übungen gehe ich bei den mir in meinem Beruf anvertrauten – oft verhaltens- und bewegungsauffälligen – Kindern bewußt ein Fehlverhalten, eine Fehlhaltung, eine Fehlentwicklung an in der Hoffnung, diese zu verändern, zu bessern – mit dem Pony als Partner. Die zunächst völlige Ausschaltung jeglichen sportlichen Zielstrebens ist selbstverständlich. Diese speziellen Übungen sollen sein:

- Beabsichtigtes und gezieltes Zusammenführen von Kind und Pony zum Zweck der Auseinandersetzung, der Anpassung, des Einfühlens und des Rücksichtnehmens;
- Erziehung zur Regelmäßigkeit, Genauigkeit, Gewissenhaftigkeit und Ordnung sowie zur Selbstüberwindung und zur Abhärtung.

Das Heilpädagogische Reiten soll dem Kind Erfolgserlebnisse vermitteln und es Selbstbestätigung erleben lassen. Durch diese Erlebnisse kommt es zu mehr Lebensfreude und zu innerer Befriedigung. Dadurch wird es ermutigt und angespornt, von sich aus etwas leisten zu wollen. Das Kind wird offen für Neues und Unbekanntes. Es lernt

- *hilfsbereit zu sein* einem weniger geschickten Kameraden gegenüber, indem es ihm beim Aufsteigen seine Hände als Steighilfe hinhält;
- *mutig zu sein* beim Führen des Ponys, wenn jenes nicht so will, wie es sollte;
- *verantwortungsvoll und vertrauenerweckend* das Pony zu führen, während ein ängstliches Kind darauf sitzt;
- *rücksichtsvoll und anpassungsfähig* zu sein in der Auseinandersetzung mit einem Lebewesen, das seinen Willen und seine Wünsche nicht mit Worten kund tun kann;
- *geduldig zu sein,* wenn das Pony nicht sofort still hält;
- *sich durchzusetzen,* wenn das Pony lieber Gras fressen möchte und überall stehen bleiben will, anstatt den Reiter noch einige Zeit weiter zu tragen;
- *fröhlich und zufrieden* zu werden im Umgang mit dem Pony.

Als positive Folge davon erhoffen wir uns
- Förderung und Weiterentwicklung des Gefühlsbereichs und der Wahrnehmungsmöglichkeiten, der Motorik;
- Abbau und Überwindung von Ängsten durch Erfolgserlebnisse mittels gezielter Übungen auf und mit dem Partner Pony.

Das Pony als ein lebendes Wesen wird zum echten Partner. Sein Körperrhythmus überträgt sich auf den Reiter. Die Bewegung und die Wärme des Pferdeleibes spricht wohltuend auf direktem Weg den Gefühlsbereich an. Das Gleichgewichtsempfinden wird gefördert, und Verkrampfungen seelischer als auch körperlicher Art können sich lösen. Dadurch, daß das Pony nicht nur seinen Körper anbietet, sondern zusätzlich mit allen seinen Ausdrucksformen wie Körperhaltung, Mimik und Stimmäußerung beteiligt ist, fordert es direkt zur verbalen und physischen Kontaktnahme und Auseinandersetzung heraus, dadurch kann sich das Körperbewußtsein als eine Grundform des Selbstbewußtseins entwikkeln.

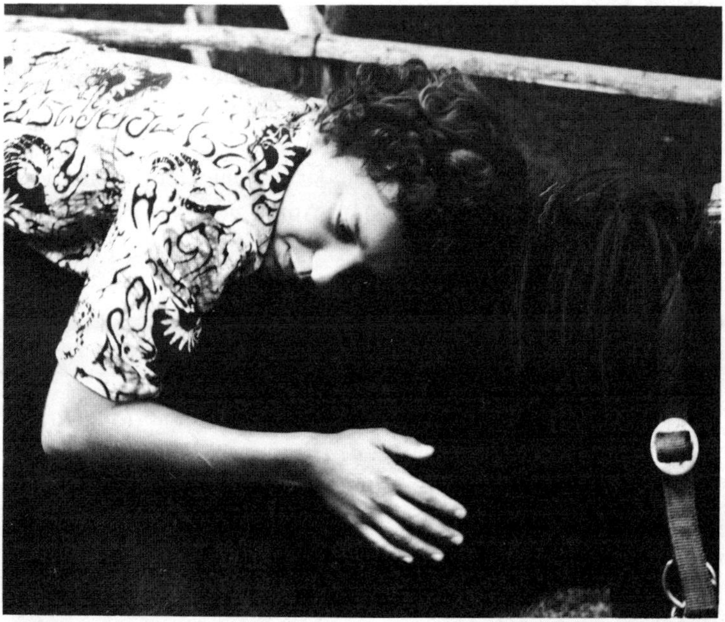

1

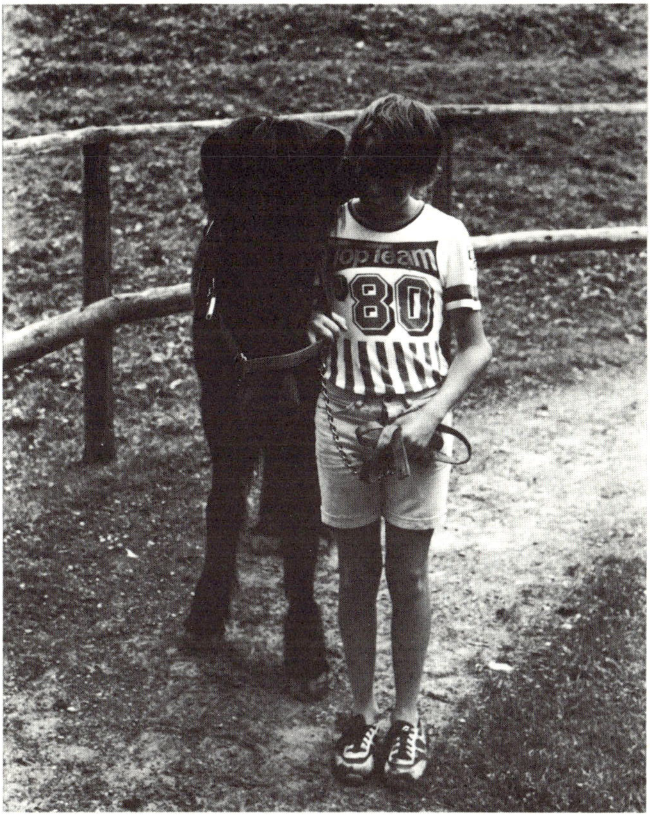

2

Materielle und andere Voraussetzungen

Die Auswahl des geeigneten Reittiers

Pferde *und* Ponys sind geeignet. Der gutmütige Charakter des ausgewählten Tieres und ebenso die Sympathie des Übungsleiters zu seinem Tier sind entscheidender als die Pferderasse. Meine Erfahrungen beziehen sich allerdings fast ausschließlich auf den Umgang mit Island-Ponys. Sie bestätigen, daß sich diese Rasse sehr gut für das Heilpädagogische Reiten eignet, allerdings darf es weder ein zu temperamentvolles, stürmisches, draufgängerisches Pony noch ein phlegmatisches sein, das immer angetrieben werden muß. Daß das Pony nicht verdorben sein, d. h. keine gravierenden Unarten wie Schlagen, Beißen, Bocken haben darf, versteht sich von selbst. Ein waches, leichtrittiges, vorwärtsgehendes, gutmütiges Pony entspricht der Idealvorstellung. Das Pony darf durchaus etwas sensibel oder ängstlich sein, es soll sich nicht alles gefallen lassen; es soll seinen Unmut kundtun können. Ich habe zur Zeit vier Isländer: drei Wallache und eine Stute. Da ist der 20jährige Blakkur, gleichsam eine Lebensversicherung, der sich auf allen Gebieten einsetzen läßt; da ist die 16jährige Stute mit allen Eigenschaften einer mehrfachen Mutter: liebevoll, rassig, gutmütig bis an gewisse Grenzen. Da ist ein 12jähriger Wallach, sehr sensibel, weich wie ein Sofa, verlangt er von den Kindern rücksichtsvolle und verständnisvoll subtile Behandlung. Da ist der Jüngste, ein 7jähriger Wallach, vor zwei Monaten aus Island eingetroffen, der sofort seines Aussehens wegen bewundert, geliebt und umsorgt wird. Zur Zeit geht er bei erfahrenen Kindern in die Lehre und wird von ihnen in die Arbeit des Heilpädagogischen Reitens eingeführt. Wenn mehrere Ponys zur Verfügung stehen, die verschiedenartige Charaktere mitbringen, erhöhen sich naturgemäß die Einsatzmöglichkeiten bei den einzelnen Kindern.

Ich bevorzuge gegenüber den in der Schweiz gezüchteten die importierten Isländer trotz größerem Ekzemrisiko. Die Vielzahl der zur Auswahl stehenden Tiere ermöglicht es einem Fachmann, die richtige Wahl zu treffen. Importtiere sind im Umgang ursprünglicher, natürlicher, unvoreingenommener und erfahrungsärmer im Vergleich zu hinter dem Haus aufgewachsenen Tieren. Ich vermute, daß der freie, unbeschwerte Weidegang und das Heranwachsen im großen Herdenverband unter ihresgleichen, mit wenig menschlichen Kontakten in den ersten Jahren ihres Lebens, als die artgerechtere Entwicklung die erwähnten Eigenschaften hervorbringt.

Der Einsatz des Ponys

Ängstlichen Kindern gebe ich ein anhängliches, ruhiges Tier, dem gegenüber sie sich überlegen fühlen. Ein solches Tier gibt ihnen auch die notwendige Sicherheit, die sich günstig auf ihr weiteres Verhalten dem Tier gegenüber auswirkt.

Andererseits finden draufgängerische Kinder bei einem eigenwilligen Tier, das sich nicht alles gefallen läßt, die für ihre Mäßigung notwendigen Grenzen.

In jedem Fall ist es wichtig, den Kindern die Achtung vor dem Tier beizubringen, indem man ihnen, in bezug auf sie selber, erklärt, was sie sich erlauben können und was nicht. Ich mache die Kinder darauf aufmerksam, daß das Pony Angst oder Schmerz, Lärm oder Ruhe ebenso empfindet wie sie selbst.

Es gilt als ein ungeschriebenes Gesetz, daß Ponys nie unbeaufsichtigt und schutzlos den Kindern „zum Gebrauch" überlassen werden. Die Kinder dürfen ihre Aggressionen nie an den Ponys auslassen. Der Schaden, den die Ponys erleiden könnten, wird rasch irreparabel. Ponys vergessen zugefügten Schmerz sehr lange nicht und würden sich unter Umständen nie mehr zum Einsatz bei den Kindern eignen.

Ponys lassen sich im allgemeinen von Kindern erstaunlich viel gefallen. Sie erdulden Dinge, die sie von Erwachsenen nie akzeptieren würden. Sind sie des Umgangs mit dem Kind jedoch müde, verstehen sie dies allerdings zu zeigen: Vielleicht durch Weglaufen, wenn ihnen die Liebkosungen zu stürmisch werden oder durch langsames schlampiges Gehen, wenn sie spüren, daß das Kind nicht mehr bei der Sache ist. Das Kind akzeptiert in der Regel und zieht auch oft die richtigen Schlüsse. Es begehrt ob dieser Zurechtweisung nicht auf, wie es dies vielleicht gegenüber seinem Erzieher täte.

Über eine kürzere Zeitspanne soll das gleiche Pony vom gleichen Kind benützt werden können. Erst wenn Pony und Kind einander nicht mehr gerecht werden, soll gewechselt werden. Das Pony wird immer geführt, anfänglich von einem Erwachsenen, später von den Kindern selber. Im Führen des Ponys liegen viele pädagogische Werte, wie sich einfühlen lernen, sich im rechten Moment durchsetzen, sich anpassen, Befehle erteilen, Gespräche führen mit dem Pony und vieles mehr. Der Vorteil des Führens von Hand liegt für das Pony darin, daß es sorgfältig behandelt wird, daß ihm jemand Vertrauen einflößt (da ja das Kind auf seinem Rücken sich so ganz anders verhält als es vom „normalen Reiter“ her gewöhnt ist).

Der Übungsleiter

Gründliche Kenntnisse der Ponys, mit denen jemand arbeiten will, Erfahrung im Umgang mit ihnen, in der Pflege, im Füttern und im Misten sind Bedingung; absolute Vertrautheit mit dem Pony, das er einsetzen will, ist Voraussetzung. Eigene Reitkenntnisse sind unerläßlich, Voltigiererfahrung von Vorteil. Erfahrungen aus einem Praktikum an einem Ort, wo Heilpädagogisches Reiten praktiziert wird, helfen eigene Startschwierigkeiten überwinden. Vor allem aber braucht es Engagement und viel Geduld und Liebe im Umgang mit Kind und Tier.

Ideal ist es, wenn der Besitzer der Ponys zugleich auch der Übungsleiter sein kann.

Erfahrungen und Ratschläge

Im Pony haben die Kinder ein lebendiges Wesen vor sich, das sie anfassen und liebhaben dürfen, dessen Wärme sie spüren und dessen Zuneigung leicht zu gewinnen ist und – das erscheint mir ganz wesentlich – das *immer* Zeit für sie hat. Auf ihr tolpatschiges Klopfen und Streicheln streckt es ihnen den Kopf entgegen, die erste spontane Kontaktnahme erfolgt. So lernt das Kind seine anfängliche Scheu aus Neugier, Zuneigung oder Liebe zum Pony überwinden. Dies wiederum bewirkt in ihm ein Glücksgefühl – ein Erfolgserlebnis entsteht. Es ist naheliegend zu vermuten, daß solche positiven Erlebnisse das Selbstwertgefühl beeinflussen.

Vor allem zur Vermittlung des Gefühls von Glück und Zufriedenheit, von Angenommensein, plane ich immer wieder solche Erlebnisse mit dem Pony ein.

Für den Umgang mit dem Pony muß das Kind einige Grundkenntnisse erlernen. Dazu verhilft zum Beispiel das Beobachten der Tiere auf der Weide, auf dem Hartplatz oder im Stall, ihnen zusehen, wie sie ruhen, fressen, saufen, koten und harnen, sich gegenseitig das Fell pflegen, miteinander spielen, sich raufen.

Während wir beobachten, erzählen und erklären wir einander, was wir sehen. Zur Vertiefung und zum Miterleben kann das Erzählte und Beobachtete auch gezeichnet, nachgespielt, als Pantomime gestaltet oder in Ton geformt werden.

Je besser ein Kind das Verhalten seines Ponys kennt und mit ihm umzugehen weiß, desto angenehmer und erfolgversprechender wird der Umgang für beide Teile sein.

Die Kenntnisse der Verhaltensformen sollen dem Kind helfen, sein Pony besser zu verstehen, seine Ausdrucksmöglichkeiten und seine Wünsche zu erfassen und seine in Mimik und Haltung nuancenreich ausgedrückte Sprache zu deuten lernen. Damit die im „Allgemeinen Übungsteil" beschriebenen Übungsformen pädagogisch wirksam werden können, sind die grundlegenden Kenntnisse der Ausdrucks- und Umgangsformen des Ponys für das Kind so wichtig.

Der Übungsleiter soll noch folgendes bedenken (Zitat): „Das Verhalten der Pferde wird, wie das des Menschen, von den beiden großen Komponenten Umwelt und Vererbung bestimmt. Auch unsere Pferde sind das vielzitierte Produkt ihrer Umwelt mit allen unter Umständen gemachten möglichen Aufzucht- und Erziehungsfehlern, allen modernerweise Frustrationen genannten unerfreulichen Erfahrungen, die ihnen im Laufe ihres Lebens zuteil werden. Man glaube nicht, nur weil Pferde im „menschenartlichen" Sinne dümmer als wir sind, würden sie weniger häufig und intensiv frustriert; ihre unliebsamen Erfahrungen und Lebensumstände liegen eben lediglich auf einer andern, ihnen artspezifischen Ebene. So ist die ganze Haustierhaltung, je wörtlicher man sie praktiziert, eine stufenweise graduierte Einschränkung sämtlicher Lebensbereiche und ruft manchmal wohl dieselben Qualen und Psychosen hervor, wie eine Gefangenschaft des Menschen, die auch von der Zelle bis zum Leben in Großstadtstraßenschluchten abgestuft sein kann. Ich glaube, daß einer der Kardinalfehler unserer ganzen Einstellung gegenüber dem Pferd darin liegt, daß wir uns im allgemeinen viel zu wenig klar machen, daß Tiere an sich nicht dazu erschaffen sind, zum Beispiel einen Reiter zu tragen, auch wenn sie von uns speziell dazu gezüchtet wurden. Ein Pferd reagiert unter Zwang so, daß es uns sinnvoll und nützlich erscheint; für das Pferd selber aber ist das Tragen des Reiters, das Aufhebenlassen seines Hufes und fast alle von ihm verlangten Dinge ebenso völlig sinnlos und an sich unverständlich, wie etwa die Rationierung der Rauhfuttermenge, damit es schön schlank bleibt.“ (Schäfer 1974).

Es ist gut, solches zu wissen, es sich immer wieder zu vergegenwärtigen und es in sein Handeln einzubeziehen. Die Folgerung daraus ergäbe, daß wir dem Partner Pony während und nach Absolvierung seines täglichen Pflichtprogrammes aus Mitgefühl und Gerechtigkeit, wie auch als Dank, seine Erholungspause gönnen. Artgerecht erholen kann es sich dann, wenn genügend Auslauf zum Austoben vorhanden ist; wenn es sich auf einem Sandplatz oder auf einer Wiese wälzen kann, und wenn es anschließend trinken und sich seinen Bauch mit Gras oder Heu füllen darf.

So wie der Übungsleiter ein Anrecht auf erholsame Freizeit hat, wollen wir sie auch dem Pony zugestehen.

Pflege des Ponys

Es geht hier in erster Linie um den erzieherischen Wert einer regelmäßigen Beschäftigung mit dem Pony. Einem großen Teil unserer Kinder fehlt die Beziehung zur Natur und damit auch der Einblick in den Lebenszyklus lebendiger Organismen. Damit fehlt ihnen auch die Möglichkeit, Fütterung und Pflege eines abhängigen Lebewesens als natürliche, selbstverständliche Vorgänge zu erleben und zu erlernen und die Verantwortung gegenüber einer abhängigen Kreatur zu tragen. Für uns gilt der Grundsatz: Zuerst die Bedürfnisse des Tieres und dann erst die eigenen befriedigen. Die Kinder zu solcher Haltung dem Tier gegenüber zu erziehen, dazu verhilft die regelmäßige Beschäftigung in der Art von Pflege und Fütterung des Ponys. Daß dadurch auch echte Bindungen zwischen Mensch und Tier entstehen, ist logisch und beabsichtigt.

Dies geschieht allerdings nicht von selbst, sondern braucht vorausschauende Planung und entsprechende Vorbereitung. Gerade in der Forderung der immer wiederkehrenden Pflichten und Zeiten liegt der pädagogische Wert. Da das Kind jedoch zur Erfüllung dieser Pflichten erst erzogen werden muß, braucht es den erfahrenen Erwachsenen. Er steht dem Kind mit Geduld und Sachkenntnis zur Seite und spendet Lob nach richtig getaner Arbeit. Daß sich bei der Mithilfe und während des Anleitens die Möglichkeit zum Zwiegespräch geradezu anbietet, ist ein weiteres Plus. Während des Pflegens werden Gefühle und Regungen frei, wie es kaum anders auf so spontane Art möglich wäre. Der hautnahe Kontakt zum Pony hilft Ängste abbauen, schenkt Selbstbestätigung und tiefempfundene Freude am Umgang mit dem Pony. Die Lust nach reiterlicher Auseinandersetzung mit ihm wird geweckt.

Den Stall misten

Wichtig und wertvoll bei dieser Betätigung ist die Regelmäßigkeit während einer gewissen Zeit (z. B. während einer Woche). Die Zeitspanne dehne ich anfänglich nicht zu weit aus, nach einiger Zeit erst beginne ich zu steigern. Eine gründliche Einführung durch einen Erwachsenen ist Voraussetzung zum Gelingen, ebenso die anfängliche Mithilfe, bis die einzelnen Handgriffe im Gedächtnis der Kinder eingeprägt sind und mühelos in die Praxis umgesetzt werden können. Zu einem späteren Zeitpunkt genügt eine gelegentliche Überwachung und Kontrolle, um festzustellen, wie sich das Kind verhält. Hat es aus irgendeinem Grund

Mühe, oder läßt sein Einsatz nach, bespreche ich die Lage mit ihm. Unter Umständen besteht die Lösung in der Mithilfe eines zweiten Kindes. Dieses zweite Kind kann nach Bedarf wieder „abgesetzt" werden. Die Erfahrung zeigt, daß es Kinder gibt, die über sehr lange Zeit nur zusammen mit einem zweiten fachgerecht misten können. Wenn sie dann aber von sich aus das Verlangen zeigen, von nun ab alleine arbeiten zu wollen, so lassen sie in Arbeitseinsatz und Gründlichkeit kaum etwas zu wünschen übrig. Zudem sind gerade diese Kinder später oft gute Anleiter.

In jedem Fall wird eine außergewöhnliche Maßnahme zuerst mit dem Kind besprochen, ehe sie ergriffen wird.

Füttern, Fell- und Hufpflege

Ich gehe in ähnlicher Weise vor. An Material benötigen wir: Striegel, Fellkratzer, Kaktustücher, Gummihandschuhe, Hufkratzer, für jedes Pony die eigene Ausrüstung. Es ist von Vorteil, wenn Putzmaterial, Stallhalfter, Führleine etc. für jedes Pony mit eigenen Farben gekennzeichnet sind.

Es braucht schon sehr viel Mut für einen kleinen Anfänger, sich das Pony im Stall zu holen, ihm das Halfter anzulegen und dadurch mitzuteilen: „Schau, ich habe etwas mit Dir vor!" Wiederum Ausdauer und Durchhaltevermögen sowie die nötige Armlänge erfordert das Striegeln des Fells, insbesondere in den Zeiten des Haarwechsels; Kraft beim Auskratzen der Hufe und Überwindung zu dieser wenig angenehmen Arbeit sind gefragt.

Fast jede Handreichung birgt in sich eine Fülle an erzieherisch Wertvollem. Dem Kind aber geht das Ganze fast spielerisch von der Hand, ohne daß es sich dessen bewußt ist – aus Sympathie und Liebe zum Pony. Nach geraumer Zeit werden sich fruchtbare Auseinandersetzungen zwischen Kind und Pony abspielen. Ausweichen wird kaum mehr möglich sein, da nun auch das Pony die Schwächen seines Partners kennt und sie gelegentlich auszunützen versucht. Mit Geduld, Liebe und Sachkenntnis auf das Pony eingehen kann jedoch zum beglückenden Erlebnis für ein

Kind werden: „Ich *bin* jemand, mir *gehorcht* mein Pony, *wenn ich ihm richtig begegne!*"

Die Ausrüstung für das Pony

Das Pony trägt ein gutsitzendes, jedoch bequemes Stallhalfter, dazu eine Führleine mit Panikhaken. Bei Bedarf kann ein Voltigiergurt gute Dienste leisten.

Die Kleidung für das Kind

Das Kind braucht kein besonderes Reittenue. Jeans und Pullover für die Übergangszeit, im Sommer ein Baumwolleibchen und bei kühlerem Wetter eine Windjacke genügen vollauf. An den Füßen haben sich Turnschuhe am besten bewährt. Das Kind soll sich in der Kleidung wohl fühlen.

Die Reitzeiten

Wir benützen die Bahn im Freien vom Frühling bis in den Spätherbst. Ich gönne meinen Ponys eine Winterpause, und auch den Kindern tut sie gut. Alle freuen sich wieder auf den Frühling und gehen mit besonderer Lust ans Reiten.

Während der heißen Sommerzeit reiten wir bis 10 Uhr morgens und wieder ab 17 Uhr abends. Während den übrigen Jahreszeiten ist das Reiten den ganzen Tag über möglich. Bei starkem Regen reiten wir nicht.

Zusätzliches Material

- Mehrere farbige Plastikbälle (Durchmesser ca. 25 cm)
- einige Holzstäbe (Durchmesser ca. 2 cm, Länge ca. 20 cm)
- einige Holzringe
- Gymnastikmaterial
- einige farbige Baumwolltücher (ca. 35 cm × 35 cm)

Der Übungsreitplatz

Wir benützen einen fest eingezäunten, ovalen Grasplatz, dessen Längsdurchmesser ca. 20 m und dessen Querdurchmesser ca. 12 m beträgt; an der Außenseite des Ovals zieht sich eine 2 m breite Bahn mit Hart- oder Sandbelag entlang. Diese Bahn gibt uns die Möglichkeit, bei (fast) jedem Wetter zu reiten. Die Grasfläche im Innern der Bahn ermöglicht den Ponys, in einer kurzen Pause zu grasen oder sich zu wälzen, ohne daß sie nachher schmutzig sind. Die Balken vor der Eingangsöffnung sind 1,5 m lang.

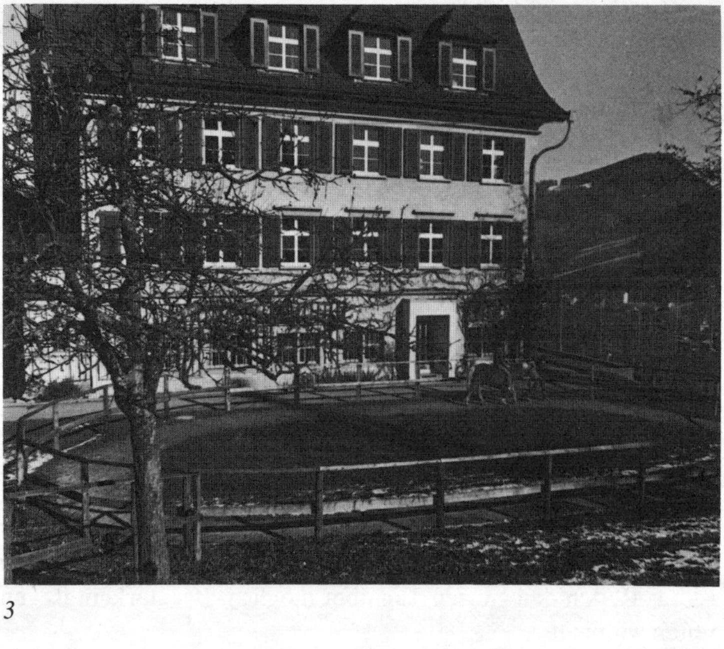

3

Die Übungen zum Heilpädagogischen Reiten

Die hier vorgestellten Übungen habe ich sowohl mit normalbegabten, verhaltensauffälligen (auch POS-)Kindern, mit Vorschulkindern und Jugendlichen, als auch mit geistig behinderten Kindern erprobt und angewendet.

Zusammen mit Therapeutinnen haben auch Kinder und Jugendliche von der Behandlungsstelle für CP Patienten den allgemeinen Übungsteil mit Erfolg durchgearbeitet (als Vorbereitung auf das Therapeutische Reiten).

Dies soll jedoch nicht heißen, daß sie sich nur für diese Kinder eignen. Wer um die Zusammenhänge zwischen frühkindlichen Fehlentwicklungen und späterer Gesamtentwicklung weiß, wird verstehen, daß sich diese Übungen auch für viele andere Arten der Behinderung bei Kindern eignen und darüber hinaus auch für alle gesunden Kinder von Bedeutung sein können. Das Alter und den Entwicklungsstand jedes Kindes, das ich unterrichte, beziehe ich in meine Überlegungen ein und berücksichtige sie bei der Durchführung der Übungen. Auf Flexibilität des Übungsleiters kann nicht genug hingewiesen werden. Das Kind oder der Jugendliche darf nie überfordert werden, nur so bleibt Freude und Lust an den Übungen und die Neugier auf weitere Aktivitäten erhalten, wird sie sogar gesteigert.

Je nach Art der Behinderung und der Zielsetzung setzt sich eine Gruppe aus zwei Kindern und einem Pony bis maximal acht Kindern und vier Ponys zusammen. Die Gruppengröße hängt vom Entwicklungs- und Leistungsstand der Kinder ab.

Als Hilfe für mich und meine Arbeit, zum besseren Erfassen des Reiters und seines Verhaltens, zum Festhalten seiner Fort- bzw. Rückschritte, seiner Möglichkeiten und Grenzen, habe ich mir Beurteilungskriterien zusammengestellt.

Anhand eines Rasters benütze ich sie als Beobachtungshilfe in den ersten Übungsstunden, als Gedankenstütze bei der Vorbereitung der laufenden Stunden und gegen Ende des allgemeinen Übungsteils als Test für die speziellen Übungen. Den Therapeutinnen der Reit- und Hippotherapie geben sie Aufschluß, was auf echter psychischer Behinderung und was auf anderen Ursachen beruht.

Beurteilungskriterien

Aus den folgenden Ausdrücken sind die zutreffenden für die Beurteilung des Kindes bei jeder einzelnen Übung auszuwählen. Diese Qualifikationen sollen es erlauben, das zukünftige, individuell richtige und sinnvolle Programm für jedes Kind zusammenzustellen (die sog. speziellen Übungen).

Das Kind
- kann die Übung selbständig und korrekt ausführen
- kann die Übung unter Anleitung/Einbezug eines Helfers ausführen
- kann die Übung mit Anwendung eines Hilfsmittels ausführen
- kann die Übung nach vermehrten Versuchen ausführen
- kann die Übung nur teilweise ausführen
- kann die Übung nicht ausführen

weil es motorisches Geschick zeigt
weil es motorisches Ungeschick zeigt
weil es im Gefühlsbereich Mühe hat
weil es im Wahrnehmungsbereich Störungen hat
weil es im sozial-integrativen Bereich Mühe hat
weil es im Kommunikationsbereich Mühe hat

Präparationsblatt

Pferd: (Name) ____________ Charakter, Eignung: ____________

Name des Kindes: ____________ Alter: ____________

Das Kind

1. Seine Vorkenntnisse über das Pony
   (Verhalten des Tieres, Anatomie etc., Pflege, füttern, etc.):

2. Sein Stand in den Übungen
   In den Allgemeinen Übungen:

   In den Speziellen Übungen:

3. Die Behinderung des Kindes

Zielvorstellungen für dieses Kind

1. Ideen, Förderungsmaßnahmen allgemein

2. Für diese Lektion:

Lektionsabwicklung

Allgemeine Übungen

Ich habe die einzelnen Übungen zu *Übungsblöcken zusammengefaßt* und versucht, sie in eine pädagogisch sinnvolle Reihenfolge zu setzen, die auch vom fortschreitenden Schwierigkeitsgrad her gerechtfertigt ist.

Die Reitdauer während eines Übungsblockes beträgt 20–30 Minuten pro Kind, dann wird abgewechselt. Das Kind, welches das Pony geführt hat, sitzt nun auf und übergibt dem Kind, welches schon geritten ist, die Führleine.

Vom zweiten Übungsblock an helfen sich die Kinder durch Steighilfen gegenseitig beim Aufsitzen.

Bei den ersten drei Übungsblöcken des allgemeinen Übungsteils geht das Pony nur im Schritt. Bei ängstlichen Kindern empfiehlt

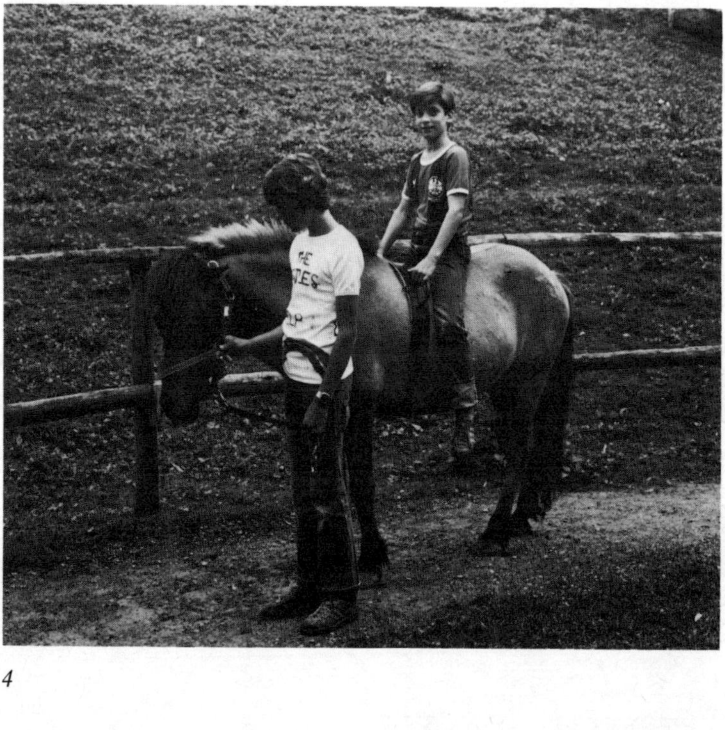

es sich, alle Übungen erst im Stehen zu machen. Beim Übungsblock IV können als Steigerung einzelne Übungen im Tölt ausgeführt werden.

Zwischen den einzelnen Übungen immer wieder im entspannten Reitsitz sich in die Bewegung des Ponys einfühlen, die Körperwärme, den Rhythmus zu spüren versuchen.

Bei sehr verkrampften Kindern lasse ich die folgenden zwei Entspannungsübungen ausführen. Diese Übungen beginne ich immer beim stehenden Pony.

Das Kind liegt vorwärts in Bauchlage längs auf dem Pony, Arme und Beine hängen rechts bzw. links am Ponyhals herab. Der Kopf liegt am Hals des Ponys, die Augen sind geschlossen. Darauf prüfe ich den Entspannungszustand z. B. an den Armen, am Rücken. Ich lasse erst anreiten, wenn das Kind ganz entspannt ist. Nach einigen Runden halten wir an, dann helfe ich dem Kind

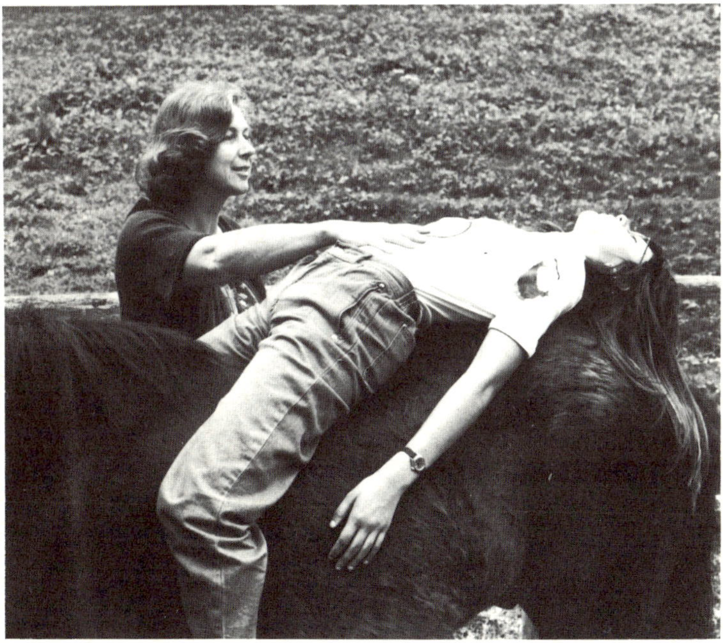

5

beim Aufsitzen, lasse es kräftig durchatmen und dann noch einige Runden im Reitsitz weiterreiten.

Das Kind legt sich zurück auf die Kruppe des Ponys, Arme und Beine hängen entspannt herunter; ich prüfe die Bauchmuskulatur. Wenn das Kind entspannt ist, lasse ich das Pony langsam anreiten. Ich gehe nebenher und halte das Kind an der Wade fest. Ängstliche Kinder müssen beidseitig gehalten werden. Anfänglich darf diese Übung nur während einer, später während zweier bis dreier Runden durchgeführt werden.

Die *„Allgemeinen Übungen“ müssen alle Kinder absolvieren. Auf ihnen bauen die späteren „Speziellen Übungen“ auf.*

Innerhalb der „Allgemeinen Übungen“ unterscheide ich zwischen Angewöhnungs- (A) und Eingewöhnungsübungen (E). Bei den A-Übungen ist das Kind vorwiegend passiv, es versucht sich und das Pony zu erfühlen. Bei den E-Übungen kommen erste leichte Bewegungen der Arme und Beine dazu; das Kind erlernt, die Balance zu halten und vom Pony abzusitzen (Abgänge).

Der erste Übungsblock ist als *Angewöhnungsphase* gedacht. Er hilft Ängste abbauen; er erlaubt erste Körperkontakte auf dem Pony und hilft, den Partner Pony näher kennenzulernen.

Der zweite Übungsblock testet die Grobmotorik und die Geschicklichkeit; er vermittelt *Wohlbehagen* oder *Unbehagen* je nach dem Gelingen der Übungen.

Der dritte Übungsblock schult das *Gleichgewicht,* fördert die *Sicherheit* und die *Vertrautheit* mit dem Pony, fordert zu ersten Mutübungen heraus.

Der vierte Übungsblock wiederholt alle Übungen, vertieft die Sicherheit, das Vertrauen, das Wohlbefinden, macht neugierig auf noch mehr.

Die Übungen der Blöcke I–IV

I

1. Steighilfe beim Aufsitzen geben (A)
2. Reitsitz (A)
3. Augen schließen, den Pferdeleib zu spüren versuchen (A)
4. Arme hängen lassen, sich schwer machen (A)
5. Mit dem Pony lieb sein (A)
6. Abgang über den Ponyhals (A E)

II

1. Mähne kraulen (A E)
2. Kruppe beklopfen (A E)
3. Arme waagrecht halten (E)
4. Mit den Armen kreisen (E)
5. Arme im Genick verschränken (E)

III

1. Erstes Ballspiel (E)
2. Verkehrter Reitsitz (E)
3. In Bauchlage auf dem Ponyrücken liegen (A E)
4. Abgang über die Kruppe (E)

IV

1. „Mehlsack“
2. Mit dem Rücken auf dem Ponyrücken liegen (A E)
3. Wiederholen aller Übungen (A E)

Übungsblock I

I-1

Sind die Ponys geputzt und haben sie ein Stallhalfter an, so werden sie von je einem Kind an der Führleine in den Paddock geführt und im Abstand von vier Metern aufgestellt. Die Kinder, die als erste reiten dürfen, warten am Eingang. Ich rufe das jeweilige Kind beim Namen und helfe ihm beim Aufsteigen, indem ich ihm *mit den Händen Steighilfe* gebe.

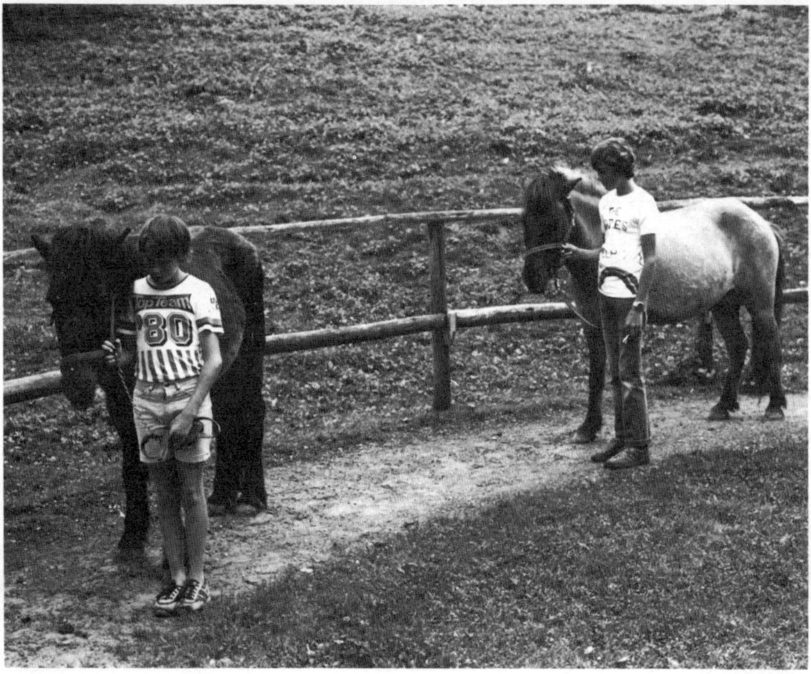

6 *Im Abstand von 4 m aufgestellt*

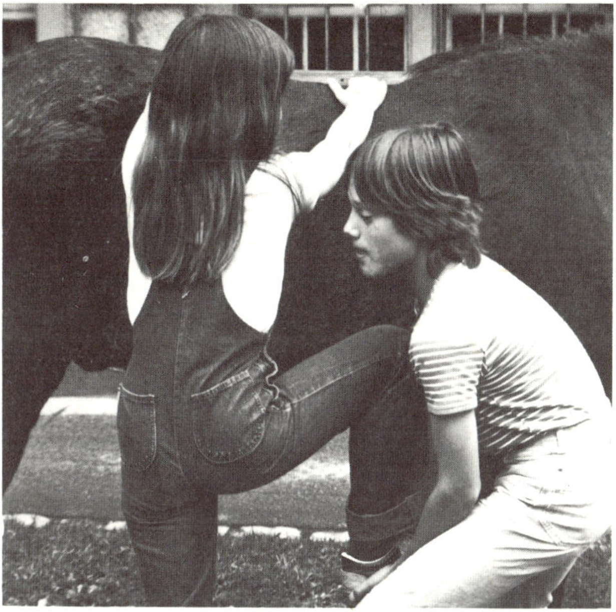

7 *Steighilfe beim Aufsitzen geben (A)*

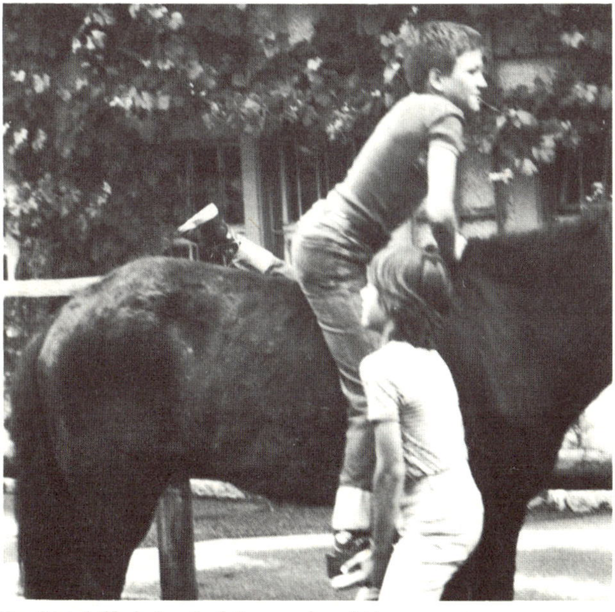

8 *Steighilfe beim Aufsitzen geben (A)*

I-2

Ich vergewissere mich, daß das Kind im tiefsten Punkt auf dem Ponyrücken bequem sitzt und zeige ihm, wie es an der Mähne oder am Voltigiergurt, wenn es ängstlich ist, sich festhalten kann. Nun werden die Ponys auf dem Reitbahnoval geführt. Ich gehe von Kind zu Kind und beobachte, gebe Anweisungen und versuche herauszubekommen, wie sich jedes fühlt. Das Kind sollte *gelöst auf dem Ponyrücken* sitzen, die Wärme und die Bewegungen des Ponyleibes verspüren. Es soll es genießen, fortgetragen und von den Kameraden ob seines Mutes bewundert zu werden.

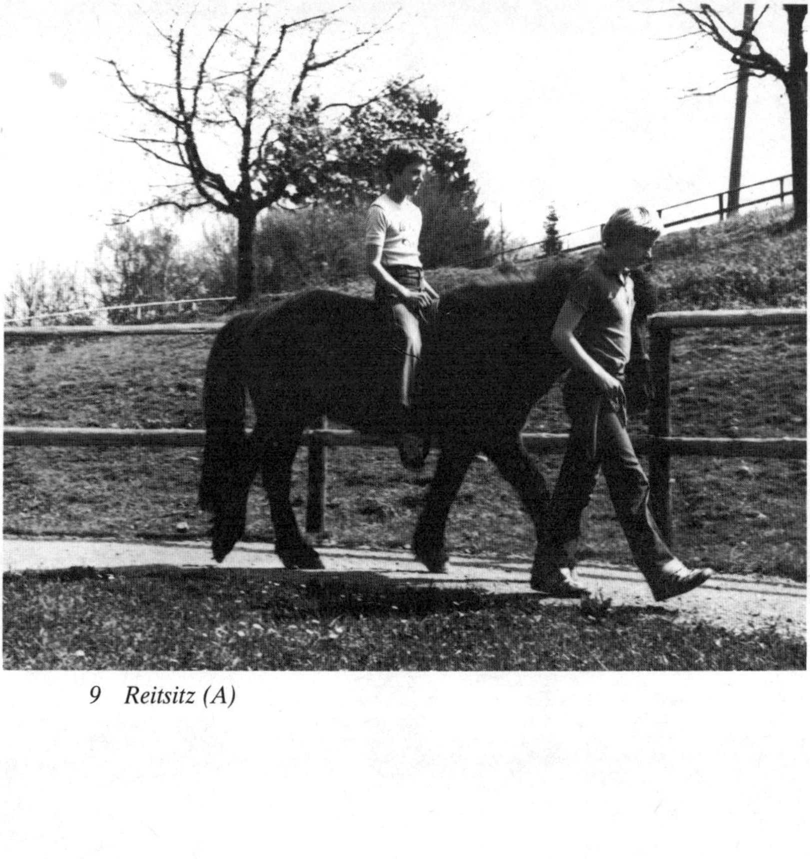

9 Reitsitz (A)

I-3

Hat das Kind einige Runden auf dem Ponyrücken zurückgelegt, muntere ich es auf, *die Augen zu schließen* und so den Ponyleib noch bewußter zu spüren versuchen.

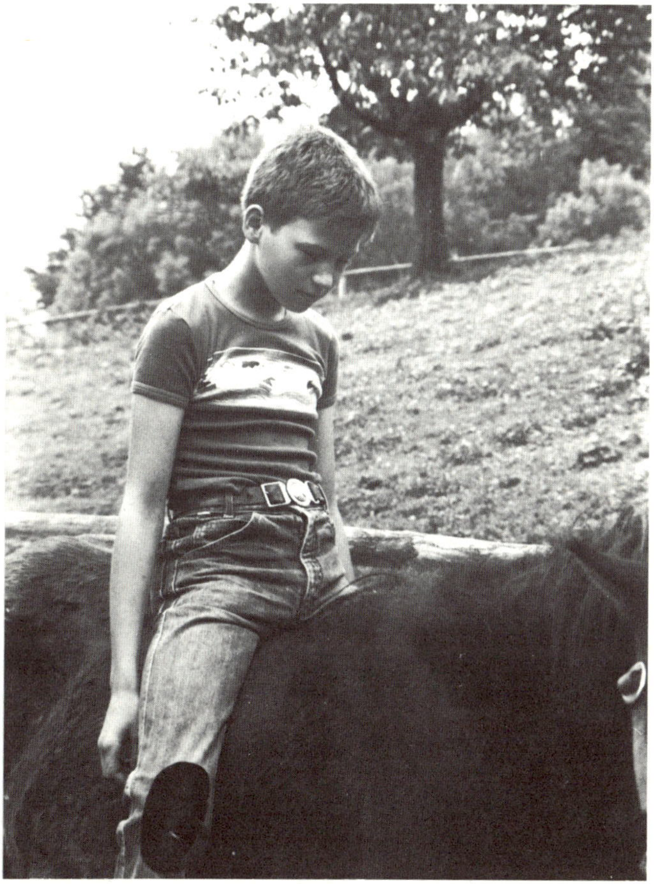

10 Augen schließen, den Pferdeleib zu spüren versuchen (A)

Nach einiger Zeit erfolgt meine Aufforderung wieder die Augen zu öffnen und während ein paar Runden gelöst im Reitsitz zu verbleiben. Übrigens: Nach jeder neuen Übung lasse ich die Kinder eine bis zwei Runden gelöst im Reitsitz verbleiben.

I-4

Arme hängen lassen, sich schwer machen

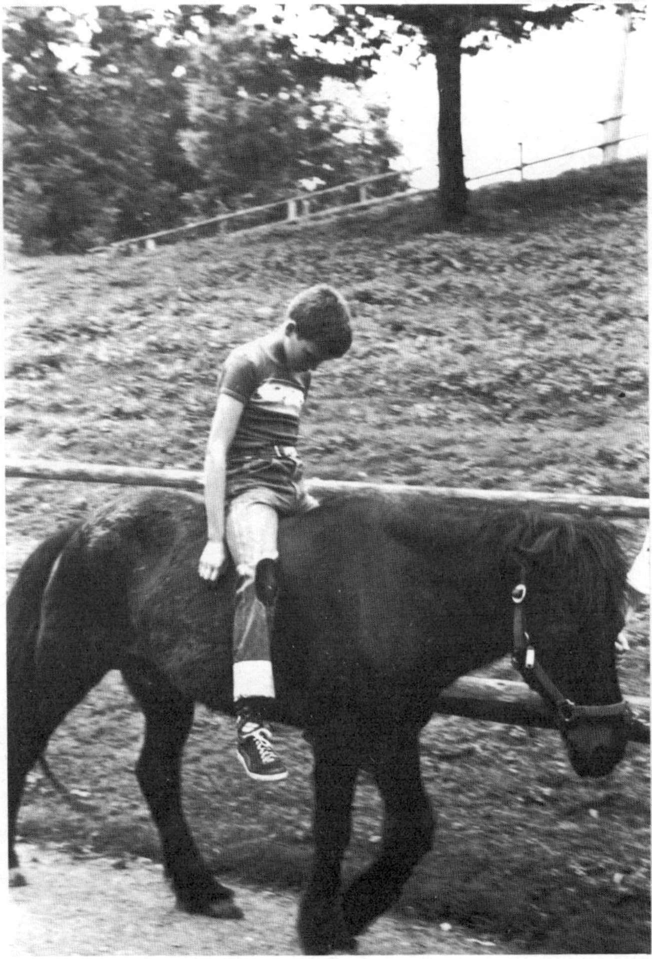

11 Arme hängen lassen, sich schwer machen

I-5

Die Aufforderung, *mit dem Pony lieb zu sein,* beinhaltet alle Liebkosungen, die ein Kind vom Ponyrücken aus seinem Tier zukommen lassen kann: tätscheln, kraulen, liebe Worte zuflüstern etc. Je mehr ein Kind mit seinem Pony vertraut ist, um so inniger und einfallsreicher werden die Liebkosungen.

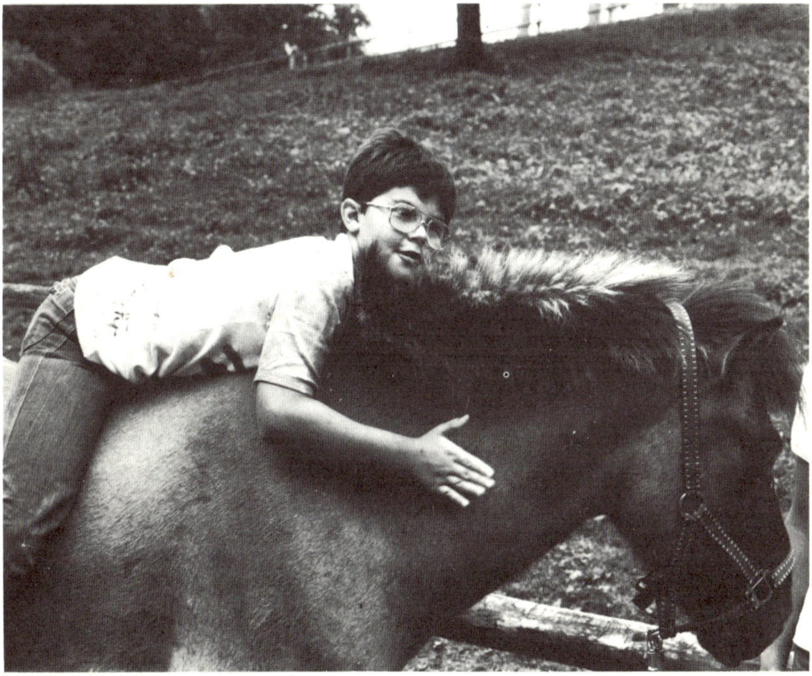

12 Mit dem Pony lieb sein (A)

I-6

Die letzte Übung von Block I ist der *Abgang mit einem Bein über den Ponyhals.*

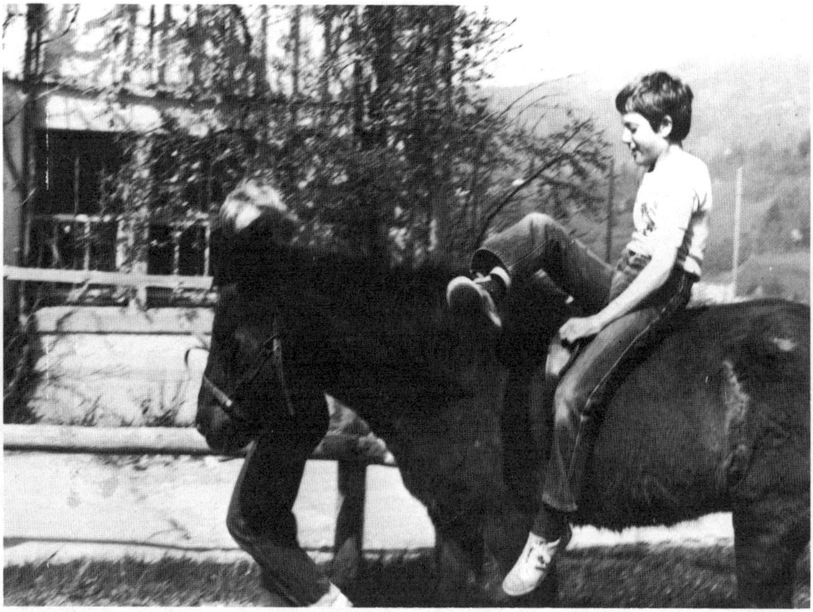

13 Abgang über den Ponyhals (A E)

Das Pony wird angehalten. Ich erkläre dem Kind den Vorgang genauestens. Das Kind schwingt sein rechtes Bein über den Ponyhals, läßt sich langsam seitlich abrutschen und landet mit beiden Füßen zugleich auf dem Boden.

Mit Ruhe und Einfühlungsvermögen bin ich dem Kind bei dieser Übung behilflich. Oft klammert es sich ängstlich an mich; da helfen beruhigende Worte.

Übungsblock II

Zum Warmwerden auf dem Ponyrücken, zu Beginn einer Lektion und zum Vertiefen des Gelernten werden einzelne Übungen aus dem vorangegangenen Übungsblock wiederholt. Das kann so vor sich gehen, daß einmal das Kind wählen darf, ein anderes Mal der Übungsleiter dem Kind Übungen zuteilt, z. B. solche, die es noch nicht gut kann; solche, die es besonders gerne macht; solche, die für die reiterliche Weiterentwicklung notwendig sind. Nun folgen die neuen Übungen:

II-1

Den Oberkörper nach vorne beugen und abwechslungsweise mit der rechten, dann mit der linken Hand *unter der Mähne das Pony kraulen;* eventuell steigern, bis das Kind mit beiden Händen zugleich und mit ganz nach vorn gebeugtem Oberkörper auf dem Ponyhals liegt und das Tier zwischen den Ohren krault.

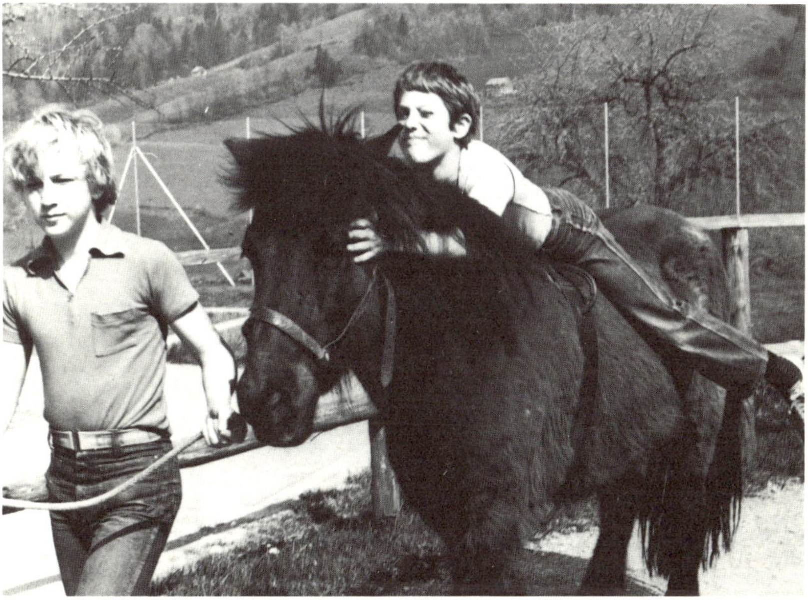

14 Mähne kraulen (A E)

II-2

Das Kind dreht den Oberkörper abwechselnd nach links hinten, rechts hinten und *der ausgestreckte Arm beklopft die jeweilige Kruppenhälfte.*

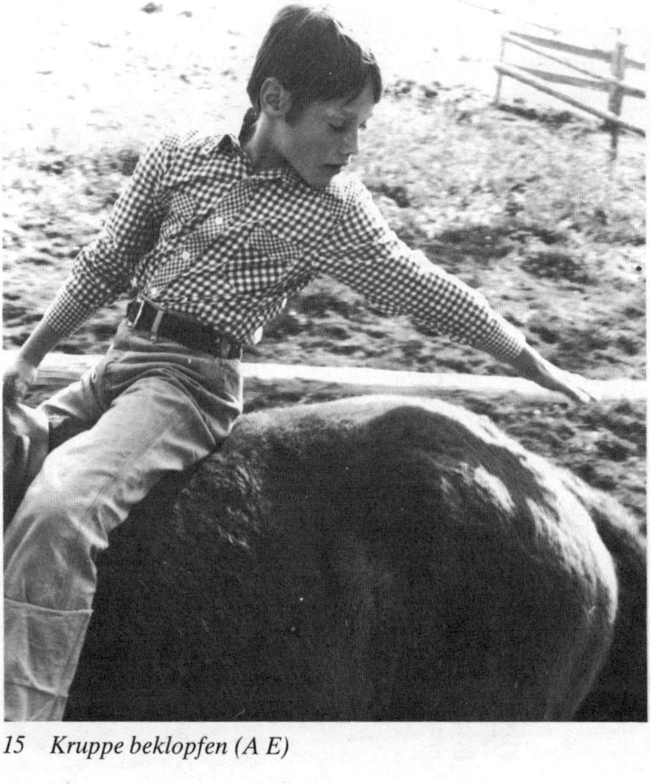

15 Kruppe beklopfen (A E)

II-3

Nach weiteren Runden folgen die Aufforderungen: rechten *Arm in die Waagrechte hochheben,* linken Arm hochheben, beide Arme hochheben, in die Ausgangsstellung zurückgehen und das Pony loben, d. h. mit der Hand den Ponyhals tätscheln.

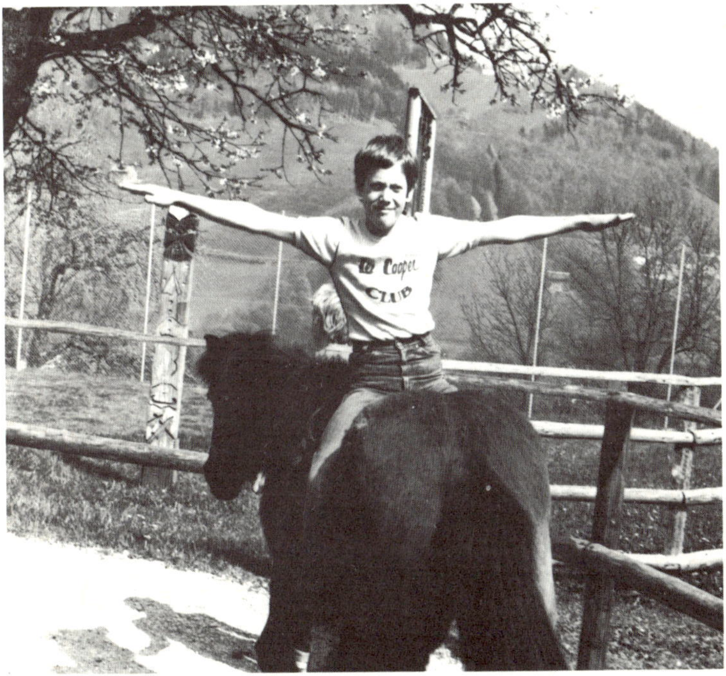

16 Arme waagrecht halten (E)

II-4

Mit den Armen kreisen: mit dem rechten, mit dem linken Arm kreisen, vorwärts/rückwärts.

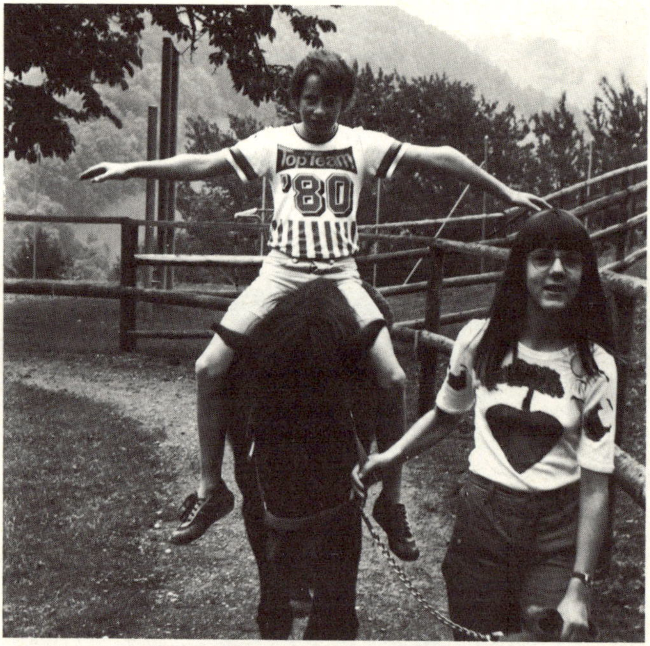

17 *Mit den Armen kreisen (E)*

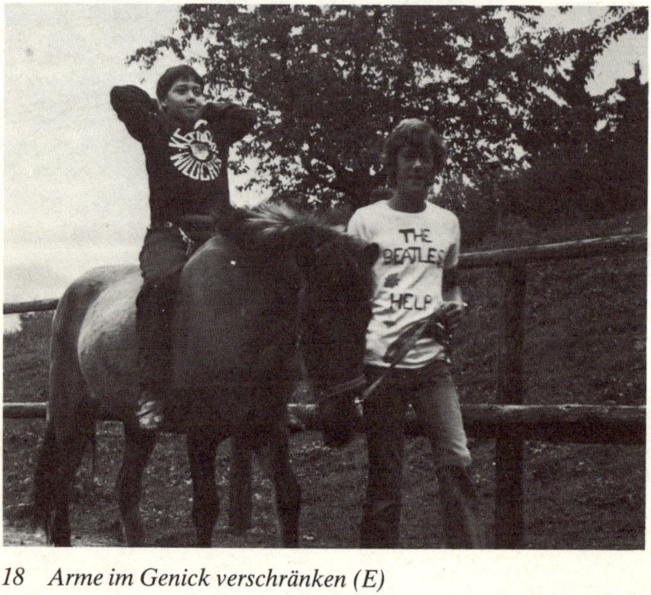

18 *Arme im Genick verschränken (E)*

II-5

Während zweier Runden werden die *Hände im Genick verschränkt,* dann werden zusätzlich noch während zweier Runden die Augen geschlossen.

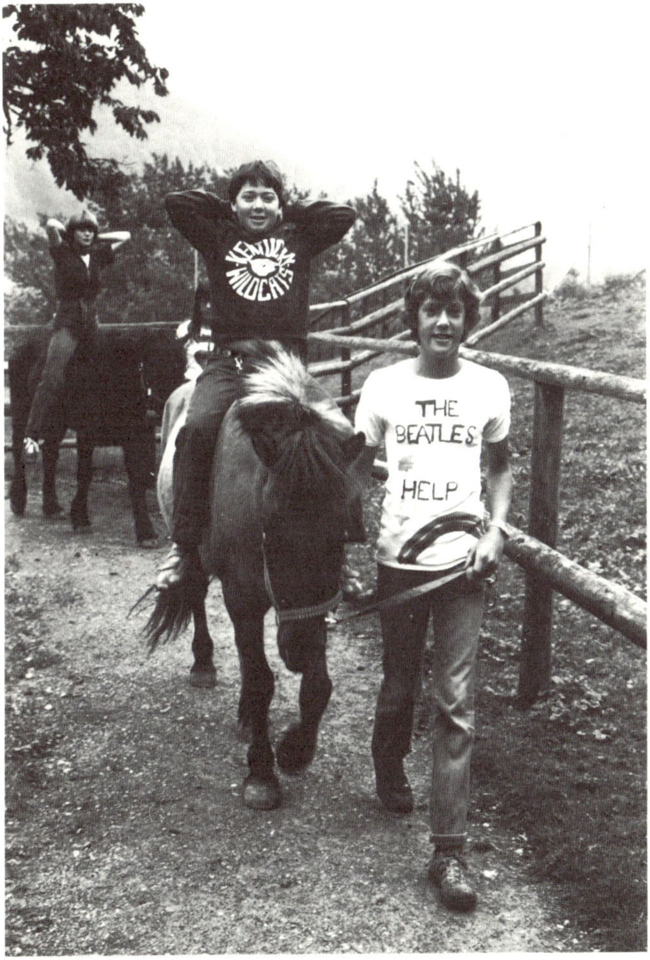

19 Arme im Genick verschränken (E)

Das Absitzen erfolgt mit dem Bein über den Hals des Ponys.

Übungsblock III

III-1

Erstes Ballspiel: Das Kind wirft seinem Übungsleiter einen farbigen Plastikball zu; dieser fängt ihn auf, wirft ihn zurück und geht dann zum nächsten Kind. Unterdessen übt das erste Kind allein weiter: es wirft den Ball auf und fängt ihn wieder.

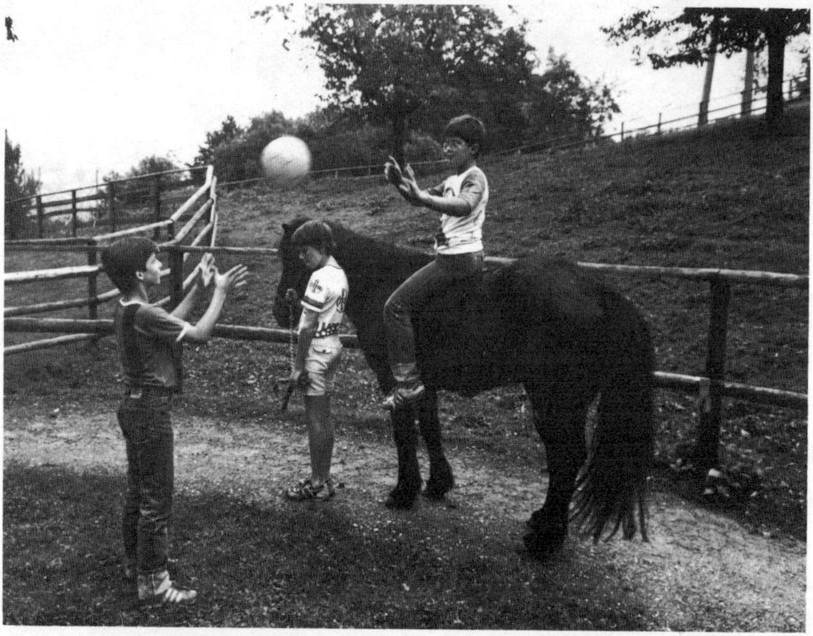

20 Ballspiel mit einem Kameraden (E)

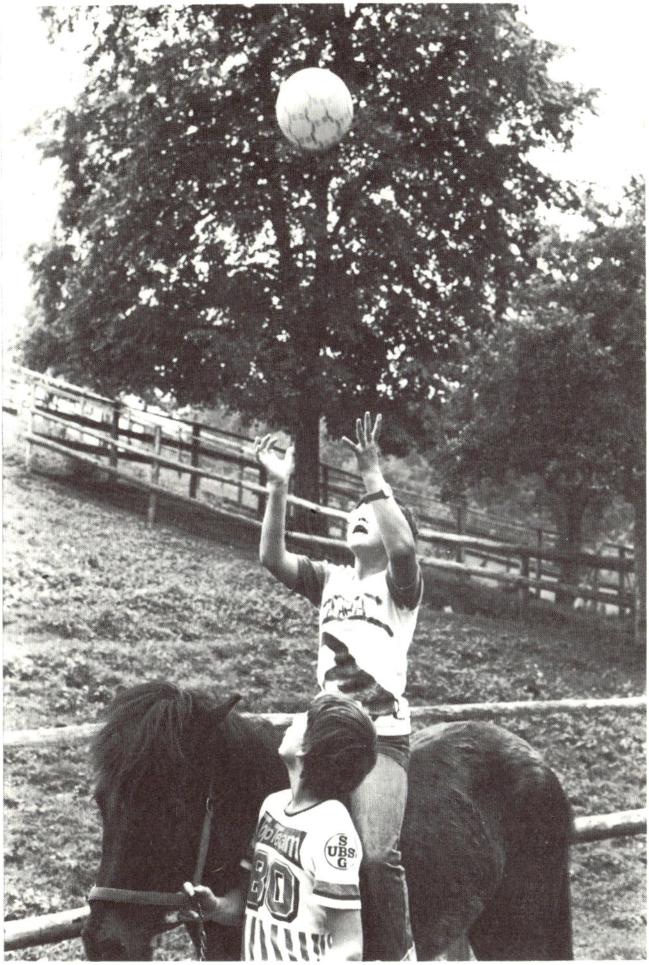

21 Ballspiel allein (E)

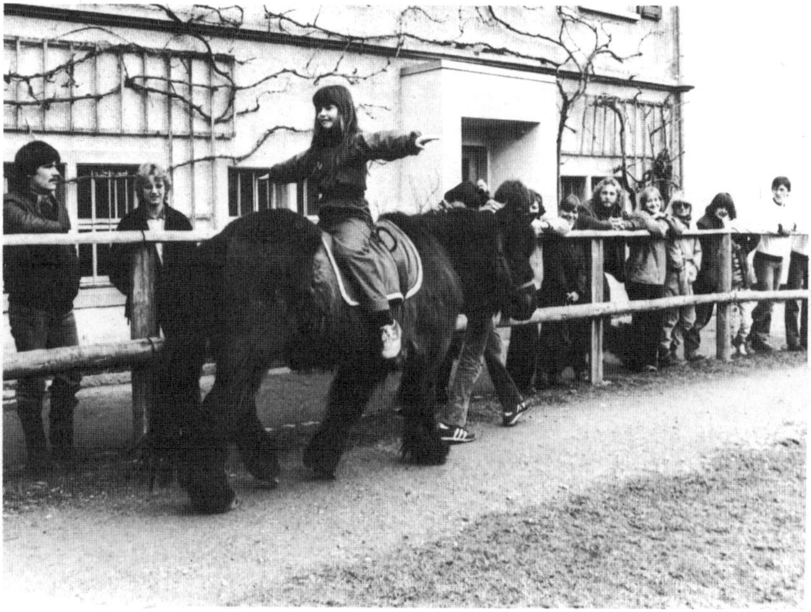

22 Verkehrter Reitsitz (E)

III-2

Aufsitzen und eine halbe Drehung auf dem Ponyrücken ausführen; das Kind schaut nun nach hinten, *verkehrter Reitsitz,* es darf sich anfänglich auf der Kruppe abstützen, später versucht es freihändig zu reiten. Nun lassen sich in dieser Stellung alle Armübungen aus Block I und II ausführen. Zwischendurch immer wieder im gelösten Reitsitz reiten lassen.

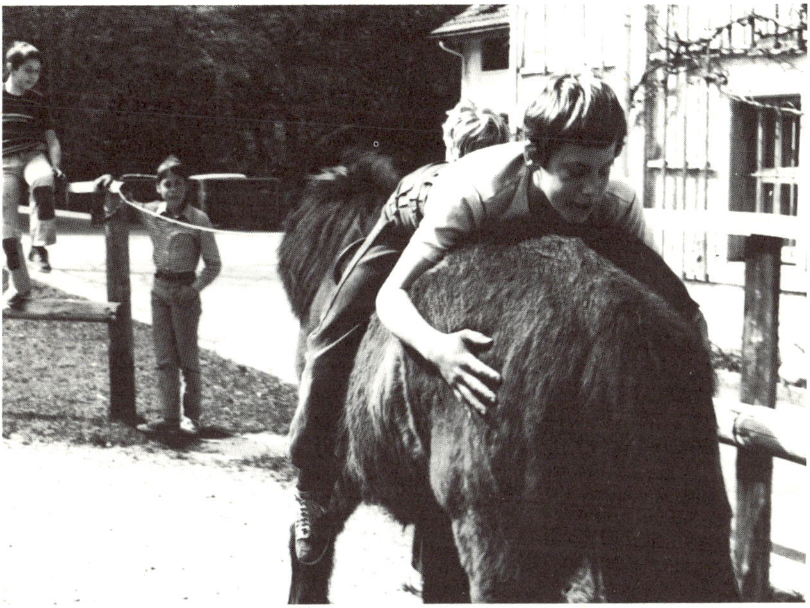

23 In Bauchlage auf dem Ponyrücken liegen (A E)

III-3

Eine weitere Übung, die ebenfalls der Entspannung dient:
Das Kind legt sich im verkehrten Reitsitz *bäuchlings auf den Ponyrücken,* der Kopf liegt seitlich auf der Kruppe und die Arme hängen entspannt am Ponyleib herab.

III-4

Wir üben den *Abgang über die Kruppe*. Mit beiden Händen stützt sich das Kind auf der Kruppe ab und stößt sich wie beim Bocksprung mit den Händen ab (Variante für besonders Mutige: Abgang mit dem Purzelbaum über die Kruppe). Mithilfe eines Erwachsenen ist in allen Fällen nötig. Ängstliche dürfen sich abrutschen lassen (Vorsicht bei Stuten!).

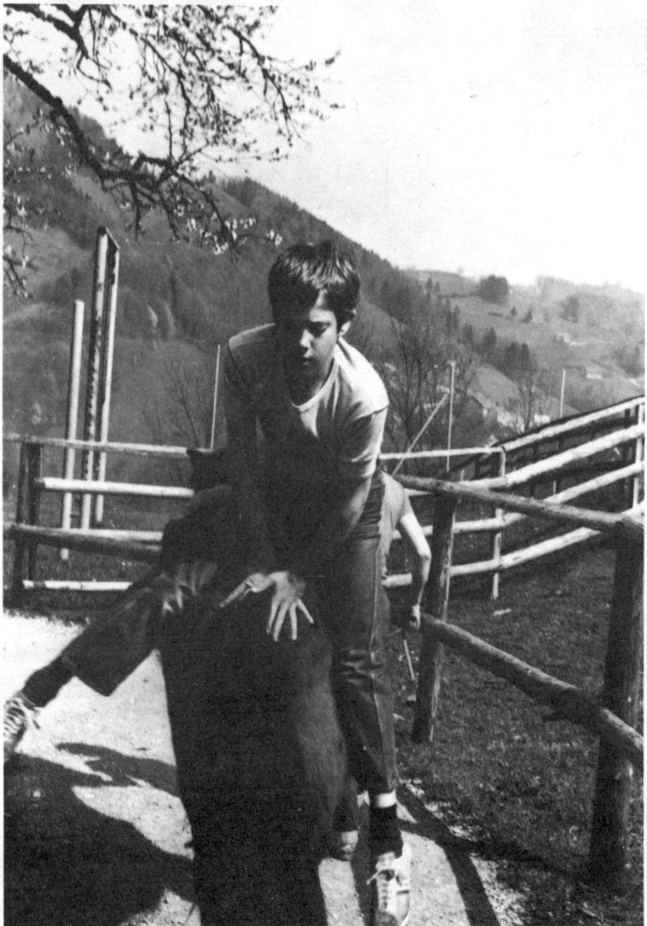

24 Abgang über die Kruppe (E)

Übungsblock IV

IV-1

„Mehlsack“: Das Kind liegt bäuchlings quer über dem Ponyrükken und hält die Balance. Achtung: Anfänglich muß unbedingt ein Erwachsener mitgehen und eventuell das Kind halten. Zum Schluß läßt es sich auf der Beinseite abrutschen. Wagemutigere rappeln sich in den Reitsitz auf.

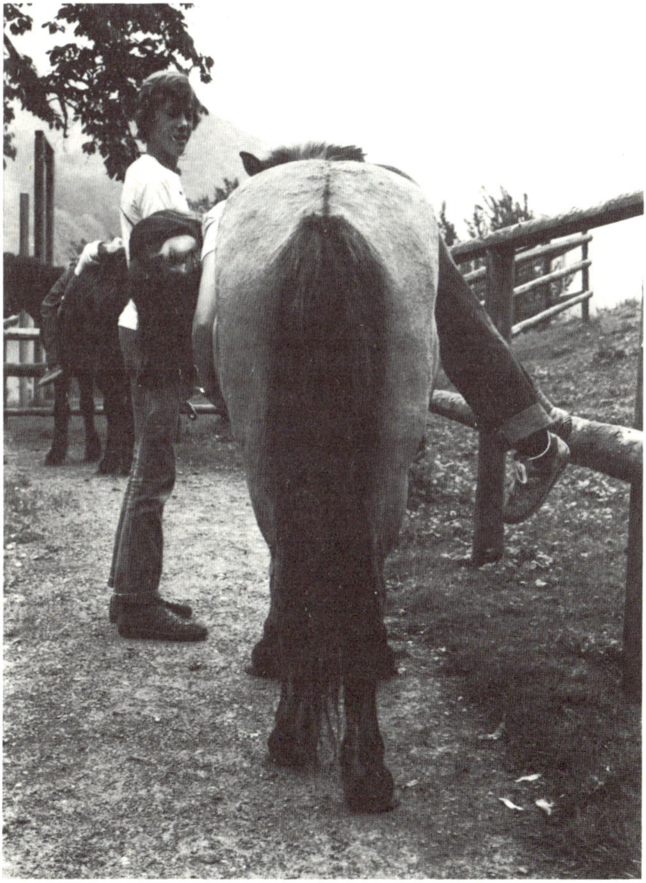

25 „Mehlsack“

IV-2

Das Kind legt sich *rücklings auf den Ponyrücken,* die Arme hängen rechts und links herunter. Achtung: Beim ersten Mal, und bis es das Gleichgewicht gefunden hat, wird das Kind von einem Erwachsenen gehalten (z. B. am Arm, am Oberschenkel, am Rumpf), Abrutschgefahr beachten.

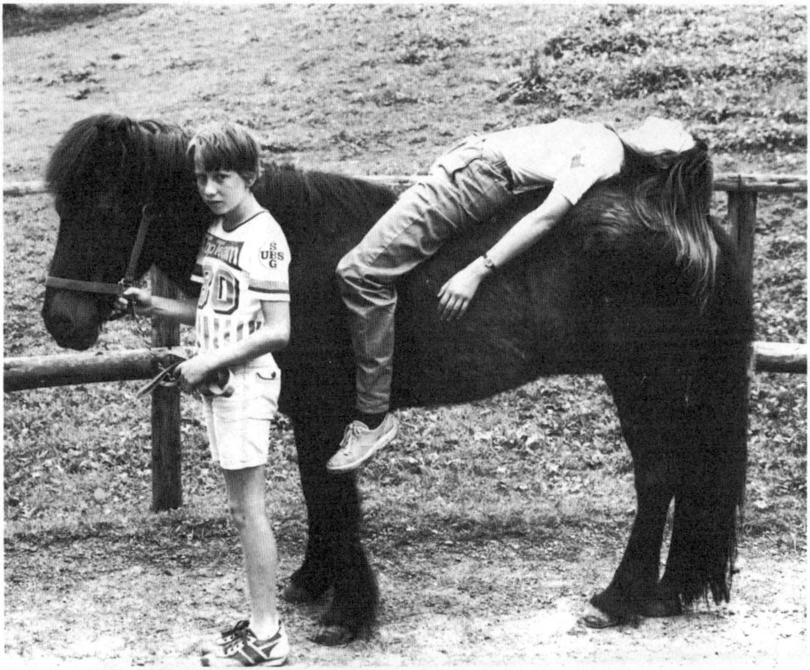

26 *Mit dem Rücken auf dem Ponyrücken liegen (A E)*

Steigerung: Mit geschlossenen Augen einige Runden drehen. Wichtig: Das Pony muß angehalten werden, wenn sich das liegende Kind wieder aufrichtet (das Kind verliert leicht die Orientierung bei dieser Übung).

Variationen

z. B. über III-1 Erstes Ballspiel

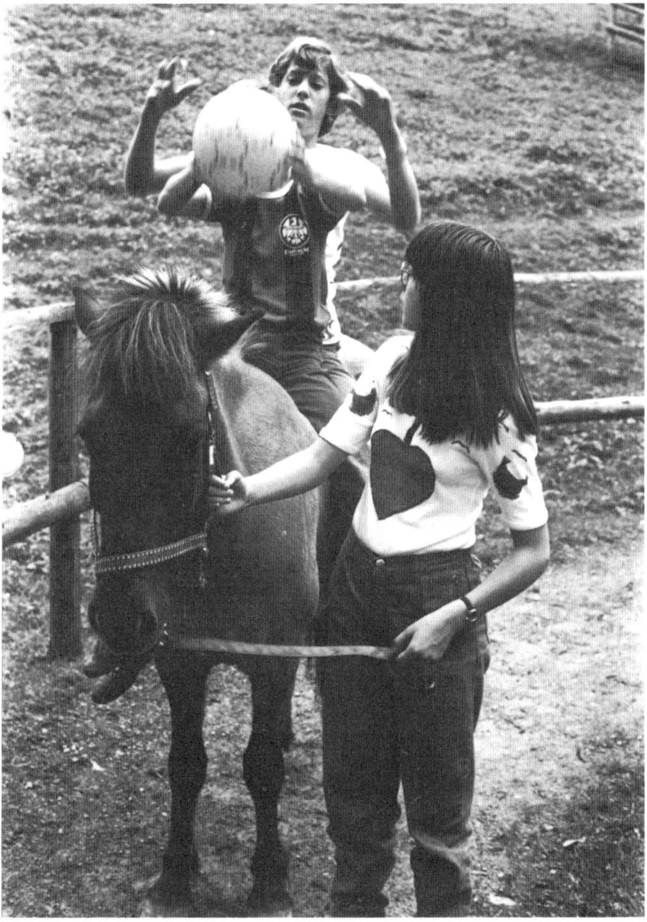

27

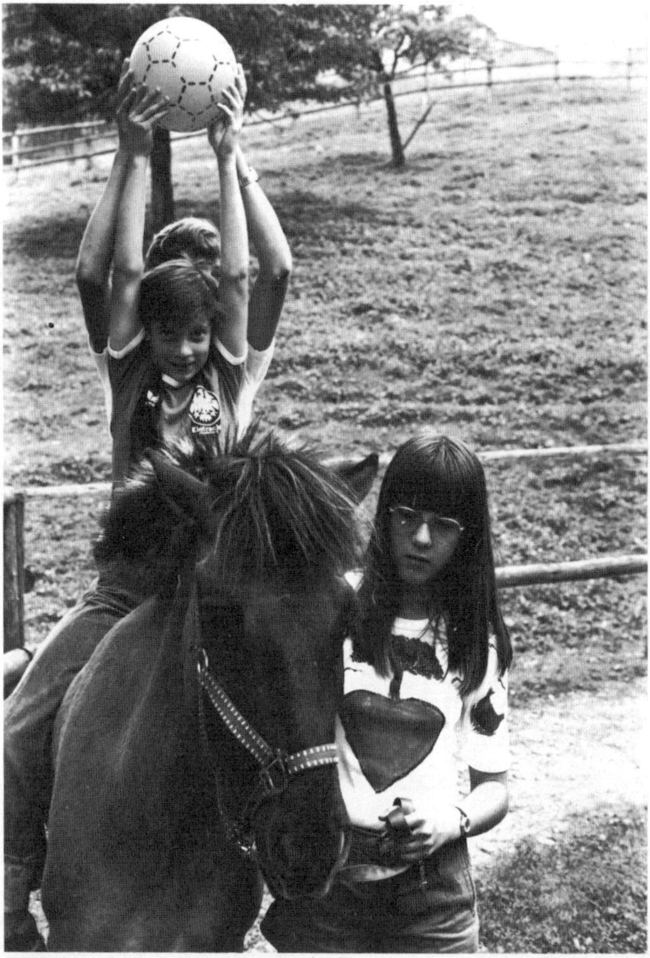

28

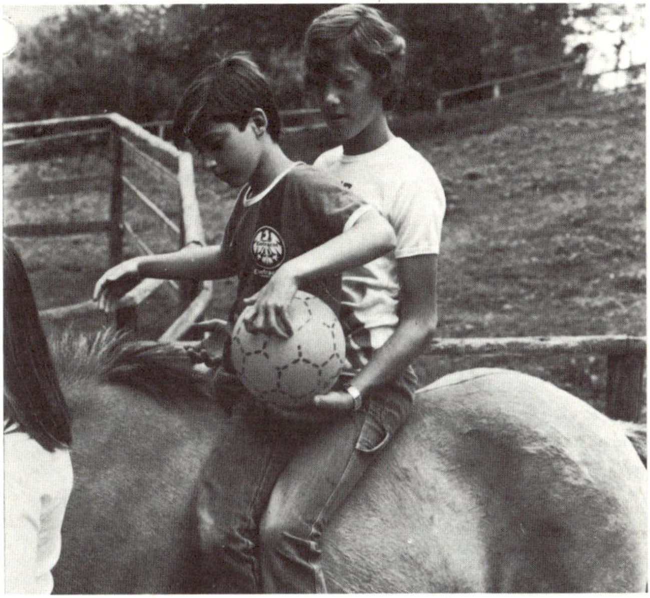

29

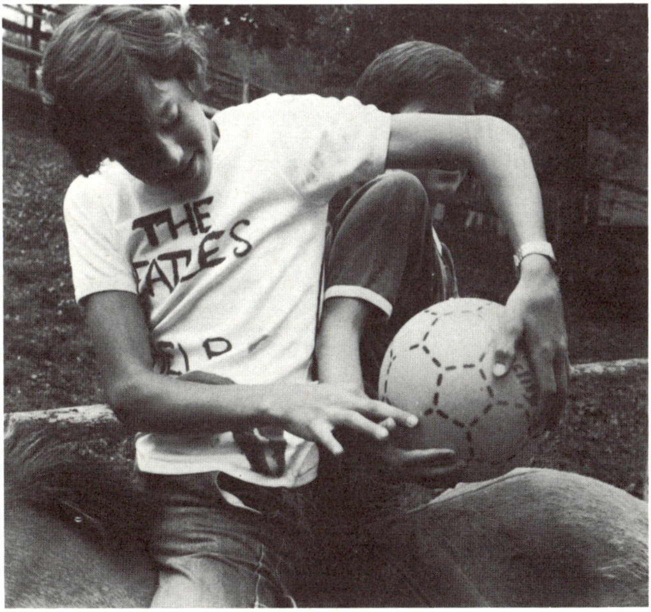

30

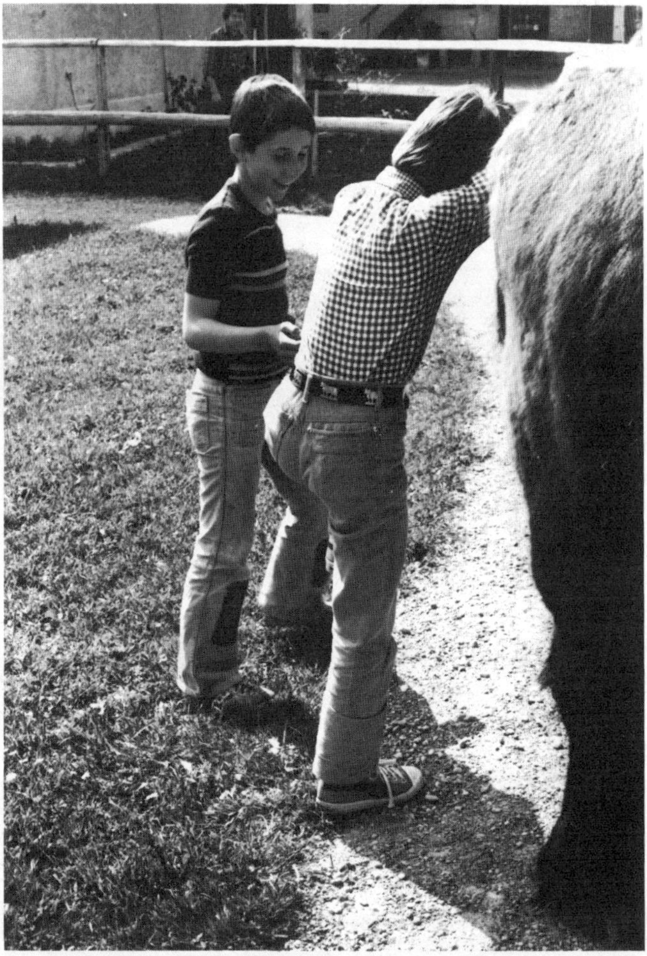

31 Zwei, die das Aufsitzen üben! Mit welchem Bein zuerst?

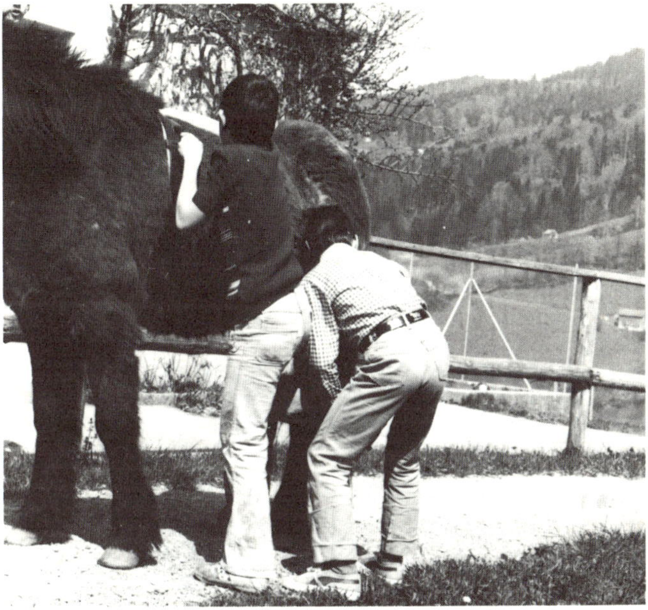

32 *Komm, ich zeig's Dir*

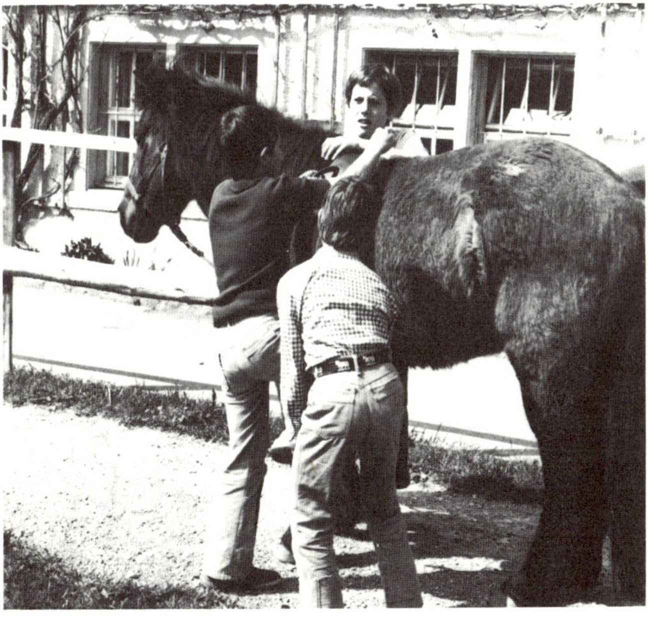

33 *He, Ihr habt das falsche Bein!*

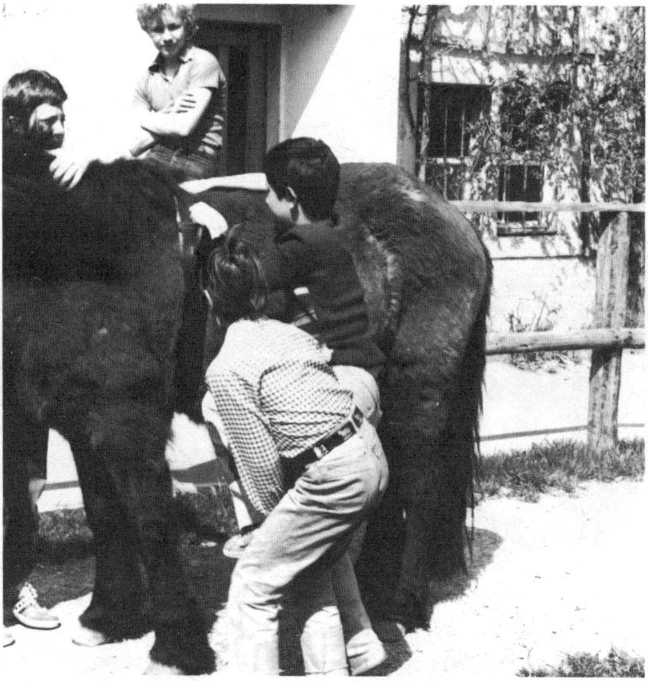

34 *So ist es richtig!*

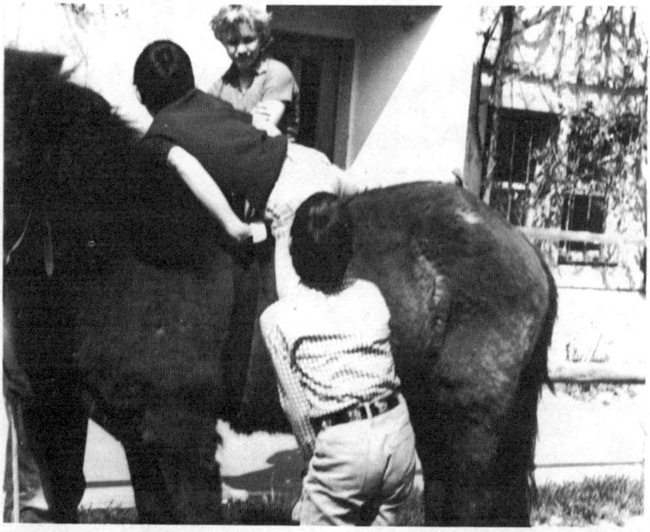

35 *Fast oben!*

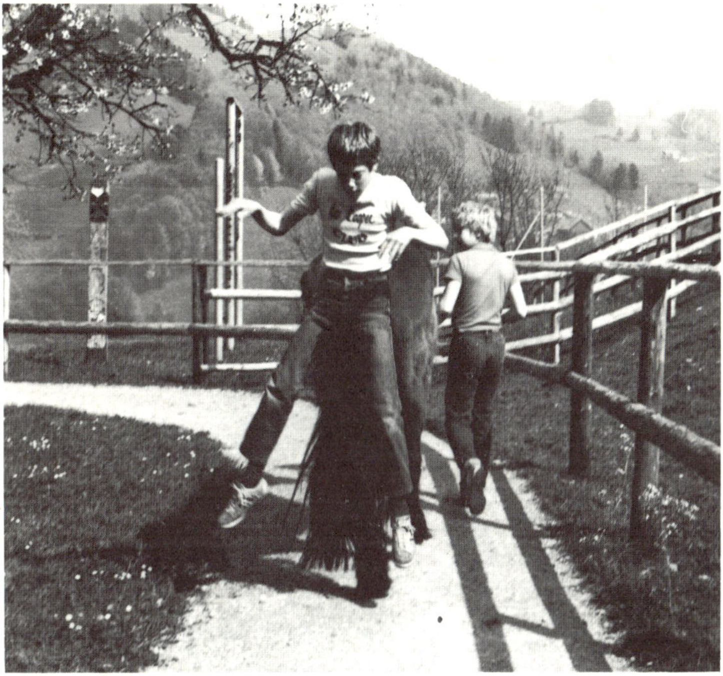

36 Abgänge werden geübt. Abgang über die Kruppe

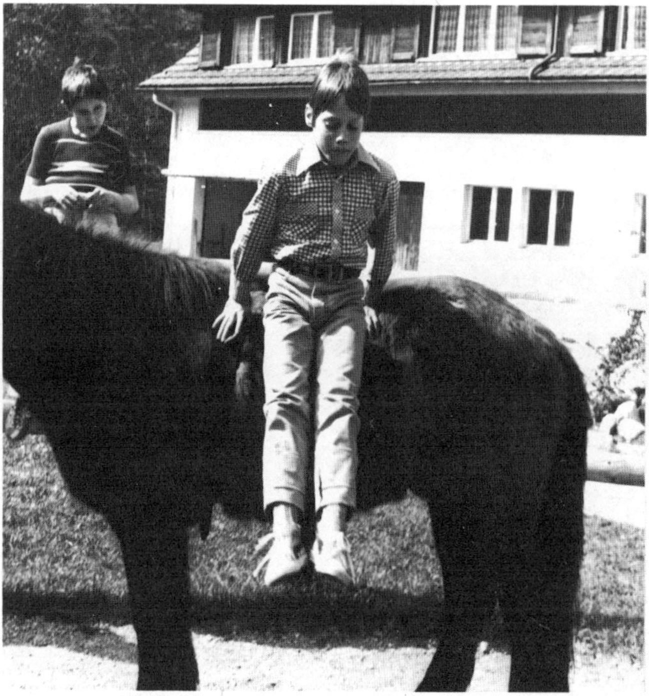

37 Seitlich abrutschen

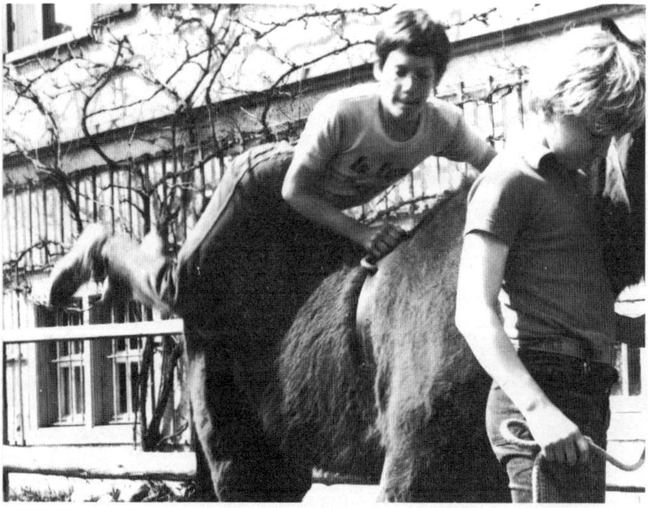

38 Flanke

Spezielle Übungen

- Übungen, die den Gefühlsbereich ansprechen
- Übungen zur Behandlung von Wahrnehmungsstörungen
  im auditiven Bereich
  im visuellen Bereich
  im taktilen Bereich
- Übungen zur Schulung der Motorik
- Übungen im sozial-integrativen Bereich
- Übungen im Kommunikationsbereich

Diese Übungen wurden zur Anregung und Ermunterung für den Übungsleiter zusammengestellt; daraus sollen neue Übungen entstehen. Die besten und brauchbarsten sind oft diejenigen, welche zusammen mit dem Kind während des Übens entwickelt werden.

Übungen, die den Gefühlsbereich ansprechen

Diese Übungen zielen darauf hin, Körper und Seele harmonisch miteinander in Einklang zu bringen. Daraus soll sich ein zufriedenes Ich entwickeln, das wiederum Voraussetzung ist, Behinderungen in anderen Bereichen gezielter angehen zu können.

Der kindliche Bewegungsdrang als elementares Bedürfnis, gesteuert ausgelebt (durch gezielte Übungen), wird sich so positiv entfalten. Als unmittelbare Folge verspürt das Kind im psychischen Bereich Wohlgefühl, Wohlbehagen.

Kommt nun das Kind zu mir in die Stunde, beobachte ich als erstes seine Körperhaltung, seine Bewegungen; diese erlauben mir, Schlüsse zu ziehen über seine momentane seelische Stimmung. Ich lasse es ohne weitere Anweisungen einige Runden reiten. Sitzt es mit hängendem Kopf, mit in sich zusammengefallenem Körper fast willenlos auf dem Pony, so erlaube ich mir die Deutung, daß offensichtlich sein seelisches Gleichgewicht nicht im Lot ist. Sitzt es jedoch aufrecht, guckt die Nasenspitze vorwitzig in die Luft und geht sein Körper gelöst und harmonisch im Rhythmus des Ponyleibes mit, so weiß ich, daß ich mit diesem Kind sofort gezielt arbeiten kann, und daß es auch zu neuen oder schwierigeren Übungen bereit sein wird.

Das Wissen um das Zusammenwirken von psychischem Wohl- oder Unwohlsein und körperlichem Ausdruck soll mir meine Arbeit mit dem Kind wesentlich erleichtern. An Haltung und

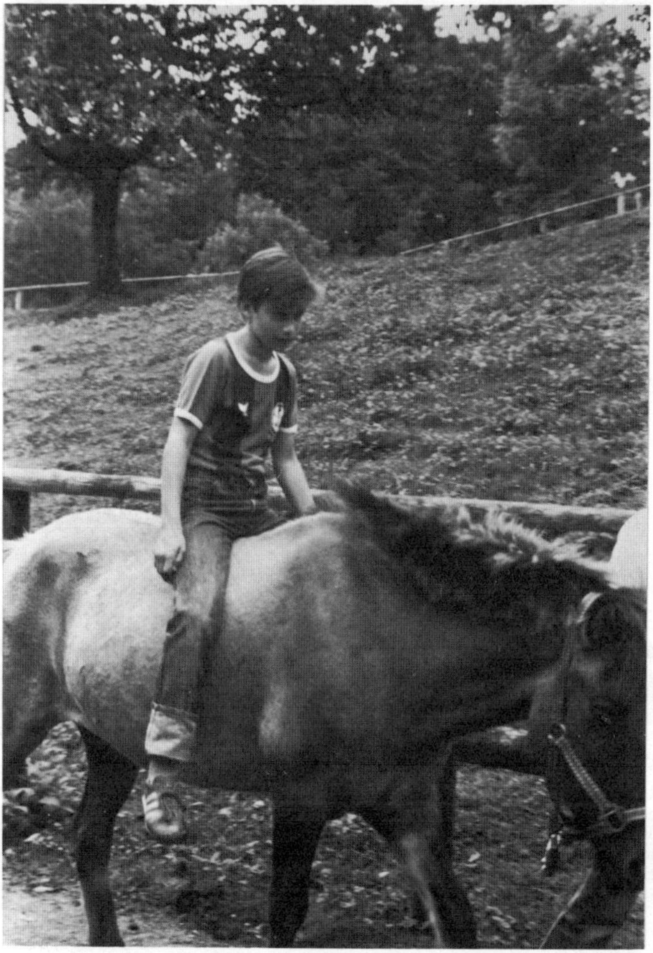

39 Mit in sich zusammengefallenem Körper

Bewegung erkenne ich, ob das Kind zu den Selbstbewußten/ Erfolgreichen oder zu den Bedrückten/Versagern gehört. Wie kann nun gezielt vorgegangen werden?

Meine Erfahrung zeigt, daß eine Voraussetzung zum guten Gelingen gegeben ist, wenn ich einem eher bedrückten Kind ein unkompliziertes, gut vorwärtsgehendes, eher aufdringliches Pony zuteile, ein Pony also, das durch sein Verhalten das Kind zum Kontakt mit ihm herausfordert und es von den Kinderproblemen ablenkt. Einem ,,aufgestellten" Kind gebe ich eher ein sensibles Pony, welches durch nahen, jedoch dosierten Körperkontakt volle Aufmerksamkeit vom Kind verlangt.

Kann ich das Kind selbst unter zwei oder drei zu ihm passenden Ponys (Farbe, Größe) wählen lassen, ist ein Optimum erreicht. Ist das Pony zugeteilt oder ausgewählt, halte ich das Kind an, sein Tier gründlich zu striegeln und währenddessen ständig mit ihm zu reden. Ich selbst halte mich in der Nähe auf, beschäftige mich aber vordergründig mit etwas anderem. Mein Ohr und zeitweise auch mein Auge sind jedoch beim Kind, damit ich stets beobachten kann, wie seine derzeitige Stimmung ist.

Diese intensive Zuwendung des Kindes zum Pony bleibt *nie* ohne positive Wirkung. Das Tier genießt sie und gibt dem Kind das auch unmißverständlich zu merken. Kommt dann noch das Lob des Erwachsenen und die Bewunderung der Umstehenden dazu, so steigt das Kind ,,mit gestärktem Rückgrat" auf sein Pony: Die erste Voraussetzung zum guten Gelingen der kommenden Übungen ist erfüllt.

Ohne Einschränkung gültig und sehr wichtig ist bei allem, was nun folgt, daß das Kind dieses ,,gestärkte Rückgrat" behält, damit das Wohlbehagen, welches es dabei empfindet und erlebt, anhält. Der Wunsch und die Sehnsucht muß wach bleiben, daß dieses Gefühl recht lange andauern möge oder aber sich recht bald und recht oft wiederhole (erste Schritte zum Übertragen in andere Bereiche und auch auf Personen). Nun lasse ich die beiden folgenden Übungen ausführen.

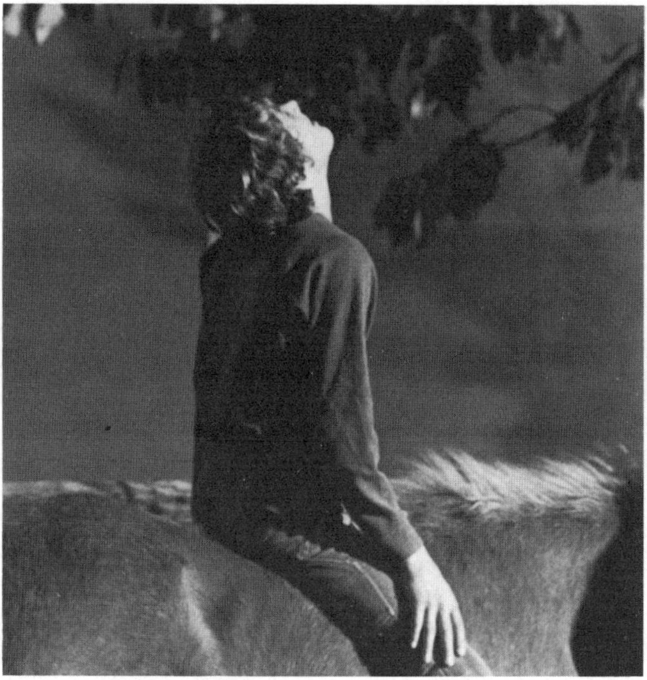

40 „Hans Guck-in-die-Luft“

Das Kind sitzt stolz „mit gestärktem Rückgrat“ auf dem Pony. Ich sage zu ihm: „Strecke Dein Gesicht, Deine Nasenspitze hoch in die Luft und atme dabei tief durch; erzähle mir, was Du fühlst und was Du siehst.“

Das Kind darf so lange auf diese Art reiten, wie es möchte. Es fühlt sich dabei leicht und unbeschwert, so daß es oft vergißt, wo es ist. Es besteht die Gefahr, daß es aus dem Gleichgewicht gerät und abrutscht. Ich gehe deshalb neben dem Kind her, um es allenfalls auffangen zu können.

Das Kind kann bei dieser Übung auch aufgefordert werden, zeitweise die Augen zu schließen. Kinder halten diese Übung erstaunlich lange durch, und sie macht ihnen ohne Ausnahme Spaß. Oft bewegen sie auch unbewußt Arme und Beine, oft sogar geht der ganze Körper im Rhythmus der Pferdebewegung mit. Nun folgt die zweite Übung (die schon bekannt ist).

Lieb sein mit dem Pony. Diese Übung ist als Belohnung für das Pony gedacht und führt das Kind wieder zu seinem Partner Tier zurück.

Für das Pony ist diese Übung eine rechte Konzentrationsleistung. Ich erlebe oft, wie das Pony auf seine wacklige Last ausbalancierend einwirkt oder sofort stehen bleibt, wenn es spürt, daß das Kind aus dem Gleichgewicht gerät. Am Spiel der Ohren, an der Kopfhaltung erkenne ich, wie das Tier mit seiner eigenen Wahrnehmung beteiligt ist.

Mit Inbrunst wird nun das Pony gestreichelt, gekrault und liebkost. Das Pony ist zufrieden, und das gelöste glückliche Gesicht des Kindes zeigt mir, daß sich auch bei ihm in diesem Moment Körper und Seele im Einklang befinden.

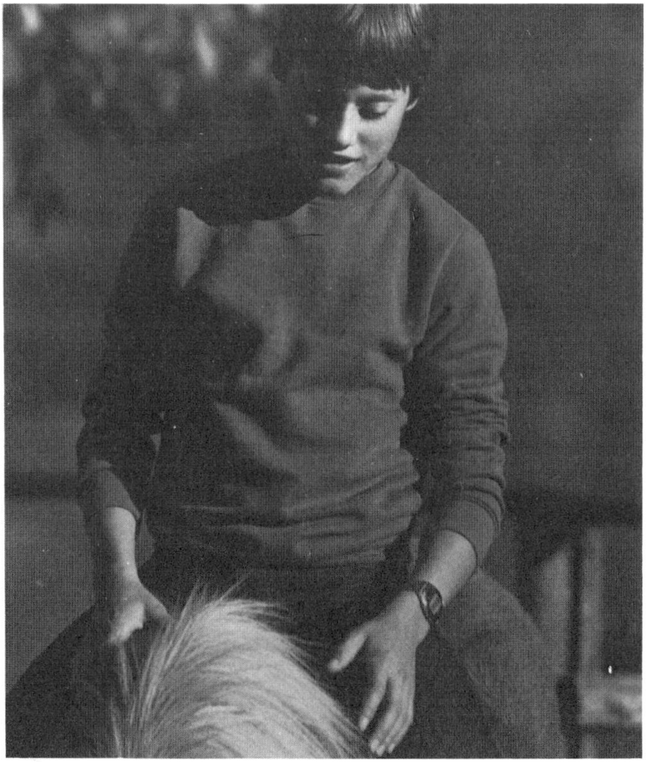

41 Das gelöste und glückliche Gesicht

Das noch *unsichere, eher zaghafte* Kind möchte vielleicht weiterhin so unbeschwert weiterreiten; es möchte eingehüllt bleiben in seinem körperlichen und seelischen Wohlbefinden, es ,,weigert sich", seine Lage zu verändern. Ich reite also auf dem Zirkel einige Zeit weiter mit ihm. Dann führe ich es langsam aus dem Paddock heraus, auf den Ausgang des Heimareals zu, und auf dem nahe gelegenen idyllischen Waldweg wandern wir weiter. Ich versuche damit dem Kind zu zeigen, daß sein Wohlbefinden auch außerhalb seiner vertrauten Umgebung (Zirkel) anhalten kann. Ja, es kann sogar noch verstärkt werden durch das Gezwitscher der Vögel, das Rauschen des Baches usw. Gesprochen wird ganz selten dabei und nur dann, wenn das Kind damit beginnt oder die Situation es erfordert. Behutsam kehren wir dann nach 20–30 Minuten in den Stall zurück. Das Pony wird unter meiner Aufsicht vom Kind versorgt und entlassen.

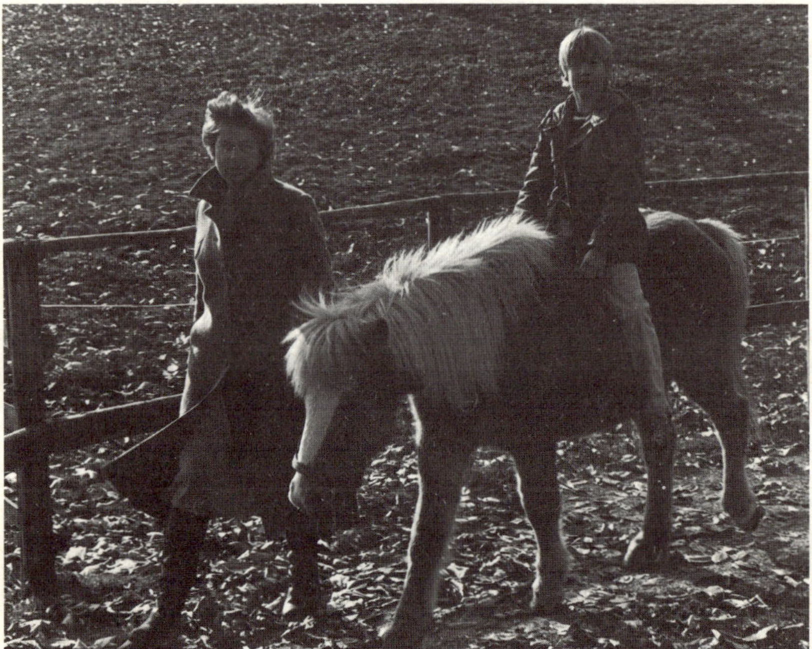

42

Mutigere, Fortgeschrittenere möchten jetzt alle Übungen, die sie gut kennen und können, wiederholen. Sie wollen sich vermehrt bestätigt wissen; sie wollen aber auch zeigen, daß sie jetzt Mut haben und warten auf das entsprechende Lob. Ich gehe auf sie ein, achte auch darauf, daß sie keinen Mißerfolg erleben, steigere aber die Übungen im Schwierigkeitsgrad oder lehre sie sogar Neues, noch Unbekanntes, damit das nachfolgende Erfolgserlebnis auf echter Körperleistung beruht.

Waren die Übungen aus dem Gefühlsbereich erfolgreich, hat das Kind genügend Selbstsicherheit erlangt, und fühlt es sich wohl auf seinem Pony, so kann mit den folgenden Übungen weitergefahren werden. Diese richten sich nach der Behinderung oder Störung des zu behandelnden Kindes. Die folgenden Übungen sind zur gezielten Schulung gedacht.

Übungen zur Behandlung von Wahrnehmungsstörungen

Im auditiven Bereich

A Mit Triangel, Tamburin und Rasselbüchse

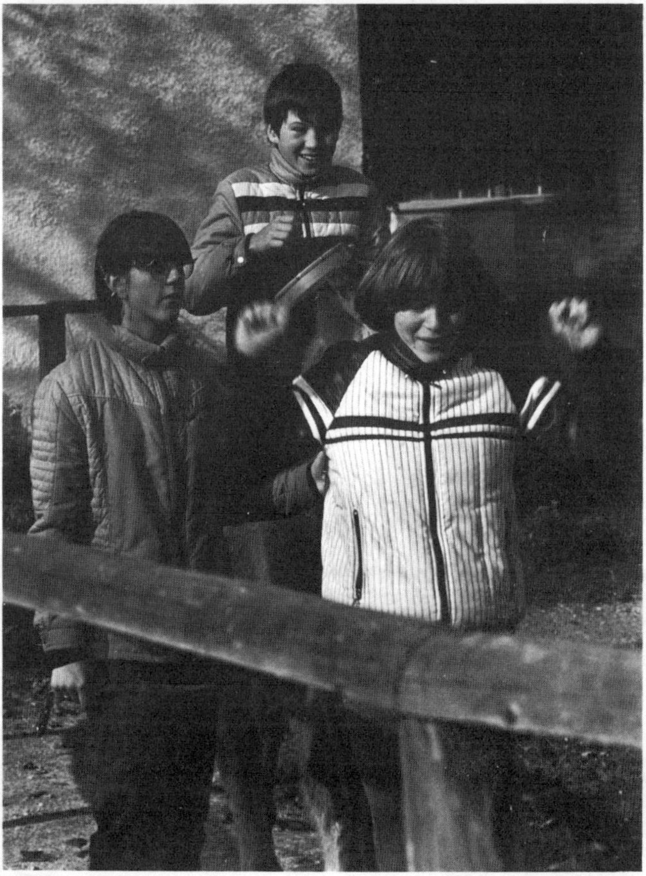

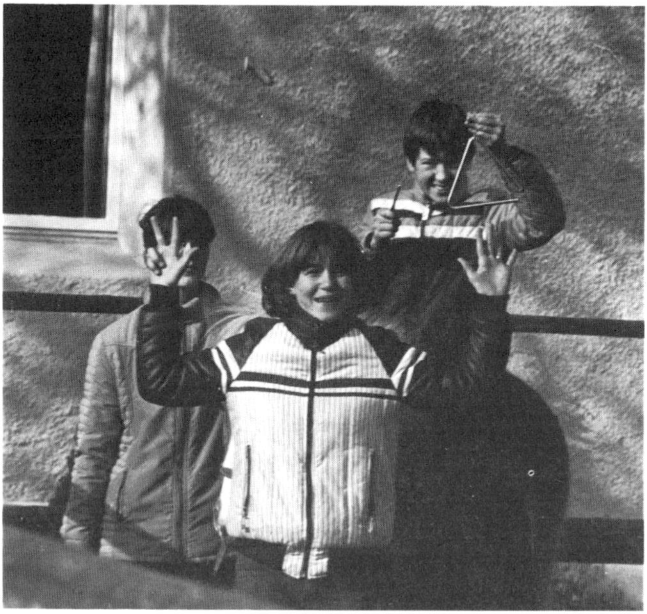

44

I

Der Reiter reitet ohne, später mit verbundenen Augen, ein Kind geht vor dem Reiter und schlägt den Triangel an (im Zahlenraum 1 bis 10). Der Reiter gibt die Endzahl bekannt oder zeigt sie mit den Fingern.

II

Variation: das gleiche mit einer Rasselbüchse oder auf dem Tamburin.

III

Das gleiche auch umgekehrt (siehe Foto Nr. 44). Will man den Zahlenraum erweitern, so wird mit beiden Händen immer nur die 10er Stufe gezeigt (10, 20 etc.).

IV

Der Reiter rasselt mit der Büchse, schlägt mit dem Tamburin, wenn er aufhört, muß der Führer stehen bleiben.

V

Variation: Dem Reiter werden die Augen verbunden. Vor dem Pony geht ein Kind und rasselt; hört es auf, muß der Reiter dem Führer verbal das Zeichen zum Halt geben.

VI

Das gleiche mit mehreren Ponys, unabhängig voneinander.

B Mit dem Ball

I

Ein Kind in der Mitte des Zirkels schlägt eine Zahl zwischen 1 und 10 auf dem Tamburin. Der Reiter wirft einen Ball der geschlagenen Zahl entsprechend in die Luft und fängt ihn wieder auf.

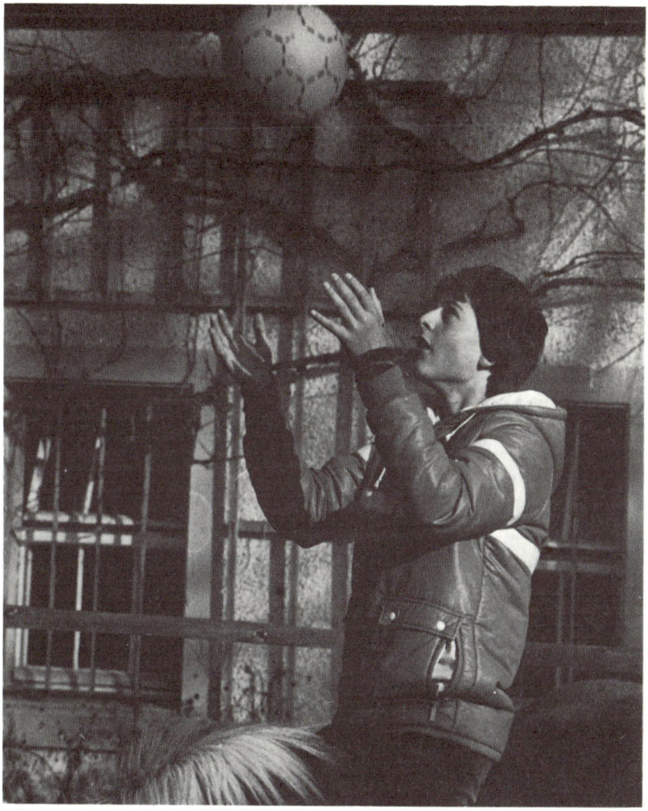

45

II

Ein Kind in der Mitte klatscht nacheinander in die Hände. Zahlen im Zahlenraum zwischen 1 bis 20 (evtl. bis 50). Der Reiter
- hört zu und wirft anschließend seinen Ball soviele Male in die Luft wie er Klatschen gehört hat
- wirft seinen Ball in die Luft und klatscht jedesmal die gehörte Zahl und fängt den Ball wieder auf
- wirft dem Kind in der Mitte seinen Ball soviele Male zu wie er Klatschen gehört hat
- klatscht sofort nach und wirft dann anschließend seinen Ball nochmals soviele Male in die Luft wie er geklatscht hat.

C Lockruf

I

Die Läufer warten in der Mitte der Reitbahn mit dem Tuch über den Augen, die Reiter reiten auf dem Oval und locken die Läufer mit Rufen. Sind sie am Ziel, wird gewechselt.

Auf den Ruf: ,,Festhalten!" formieren sich die Kinder wieder wie vorher.

Variation: durch Klatschen in die Hände etc.

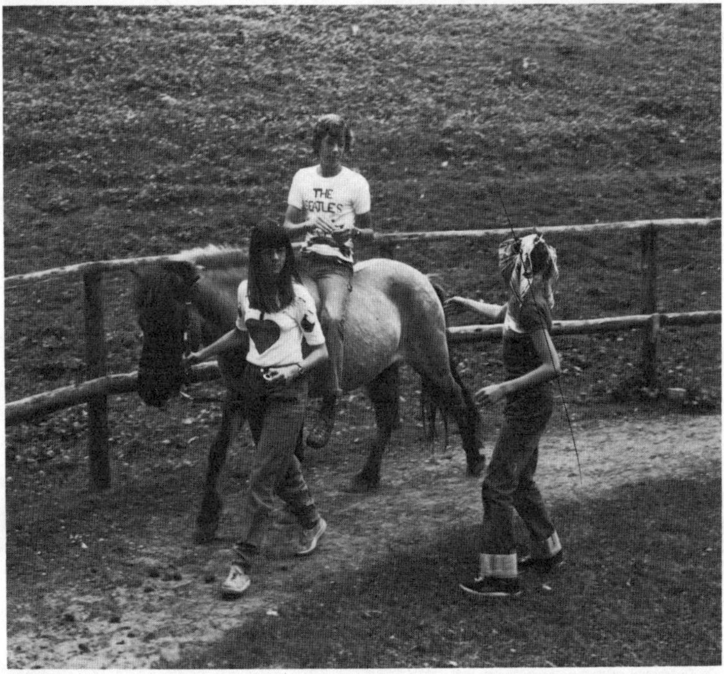

46

II

Reiter und Ponyführer bewegen sich frei im Paddock. Der Führer hat die Augen verbunden. Der Reiter leitet ihn mit den Worten: „Rechts, links, geradeaus, Halt, vorwärts, rückwärts!“

Erschwernis: andere Kinder dürfen sich als Hindernis in den Weg stellen.

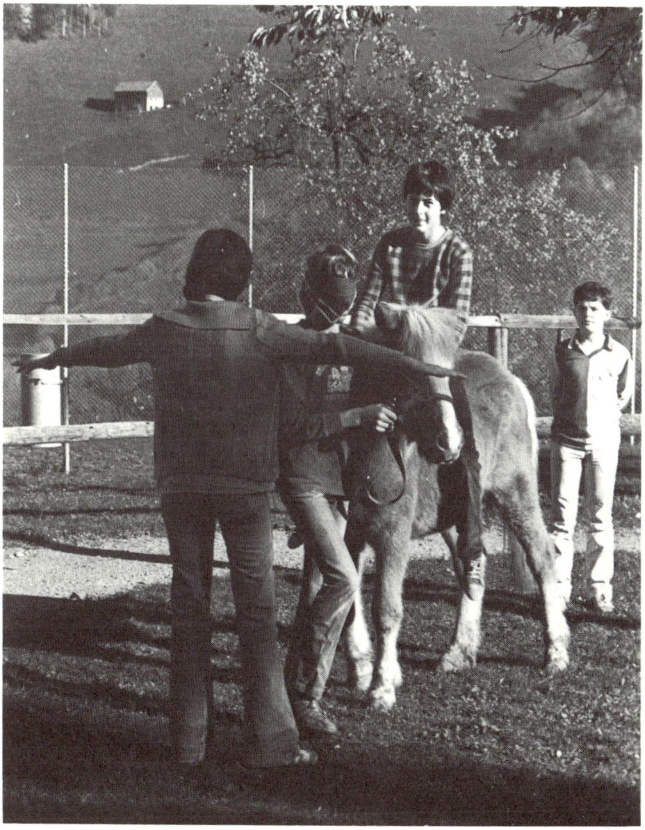

47

Im visuellen Bereich

A Befolgen von Flaggensignalen

Vier Kinder stellen mit vier verschiedenfarbigen Tüchern Signalmuster dar. Jede Farbe signalisiert eine andere Bewegungsaufgabe: So bedeutet z. B. rot: Mach' eine Übung mit den Händen; blau: mit den Beinen; grün: mit dem Ball; gelb: erfinde selber eine Übung.

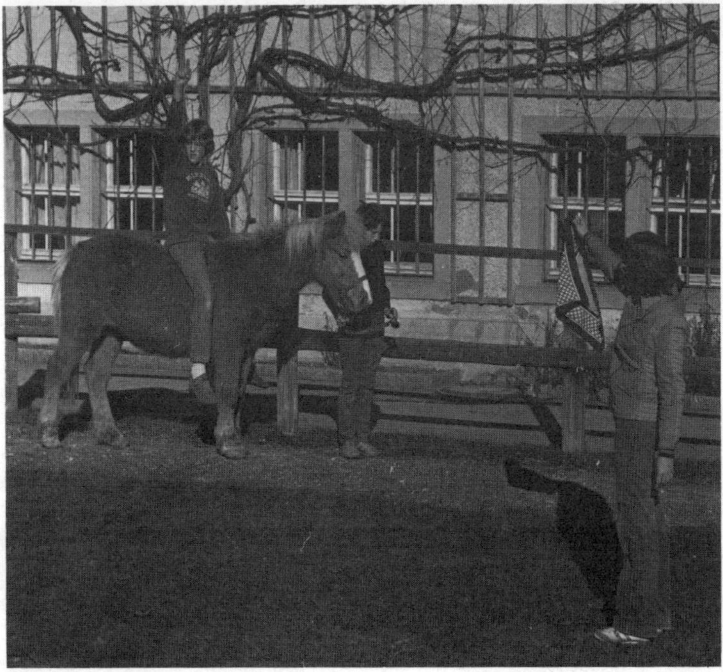

B Farbball

In der Mitte des Zirkels stehen vier Kinder mit vier verschiedenfarbigen Papierkörben; die Reiter tragen analog dazu gleichfarbige Tennisbälle in einer Tasche. Sie reiten bei den Kindern mit den Papierkörben vorbei und versuchen ihre Bälle in den gleichfarbigen Papierkorb zu werfen. Derjenige Reiter, der zuerst alle seine Bälle richtig plaziert hat, ist Sieger.

Variation: Anstelle von Bällen können auch Bonbons verwendet werden, die nachher aufgegessen werden können.

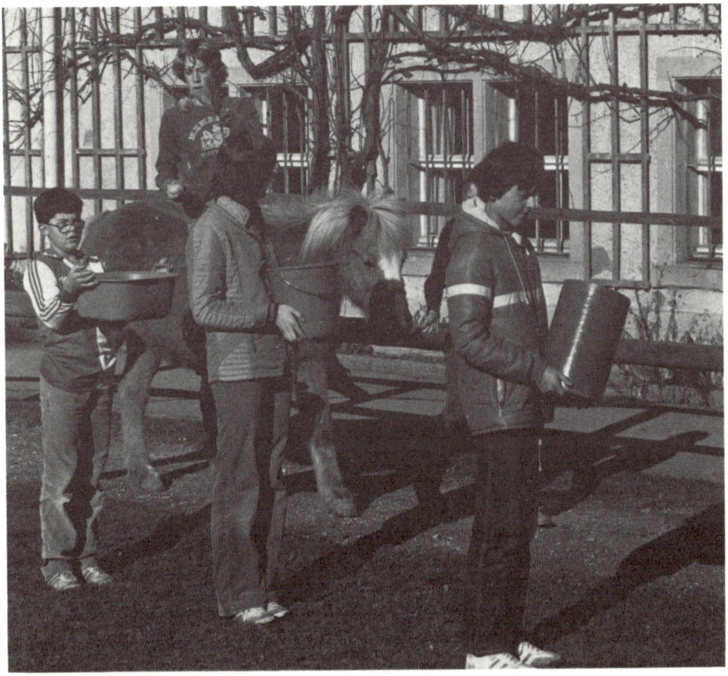

49

C Mit den Augen ein Ziel fixieren

In der Mitte des Zirkels steht ein Kind und hält einen roten Ball hoch. Die reitenden Kinder auf den Ponys müssen ihre Augen ohne Unterlaß auf dem Ball ruhen lassen.

D Zielübung

Am Zirkelrand steht ein Kind und hält einen Besenstiel senkrecht hoch. Die vorbeireitenden Kinder müssen versuchen, Kartonhülsen am Stab aufzustecken (z. B. Toilettenpapierrollen). Wer zuerst alle seine Hülsen hat aufstecken können, ist Sieger.

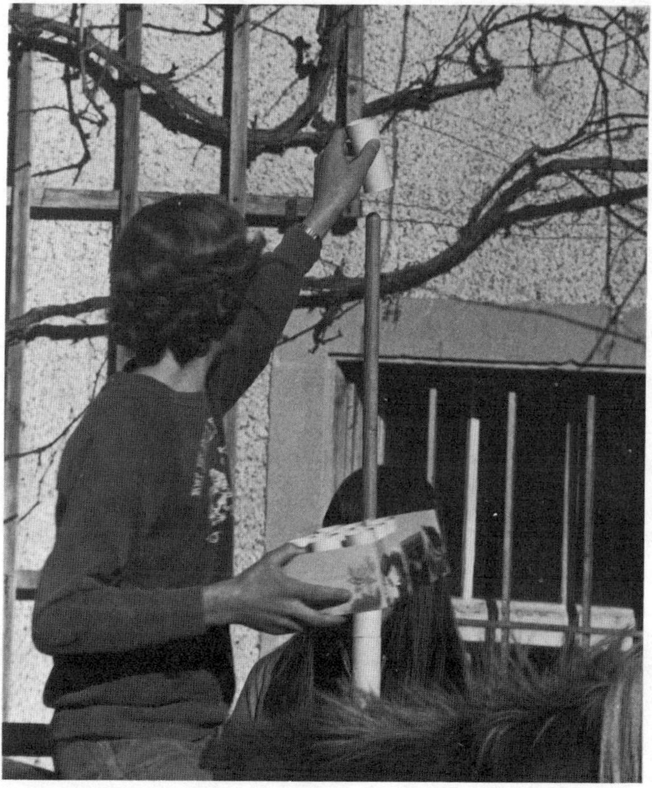

50

E Eine Menge fallender Gegenstände mit den Augen erfassen

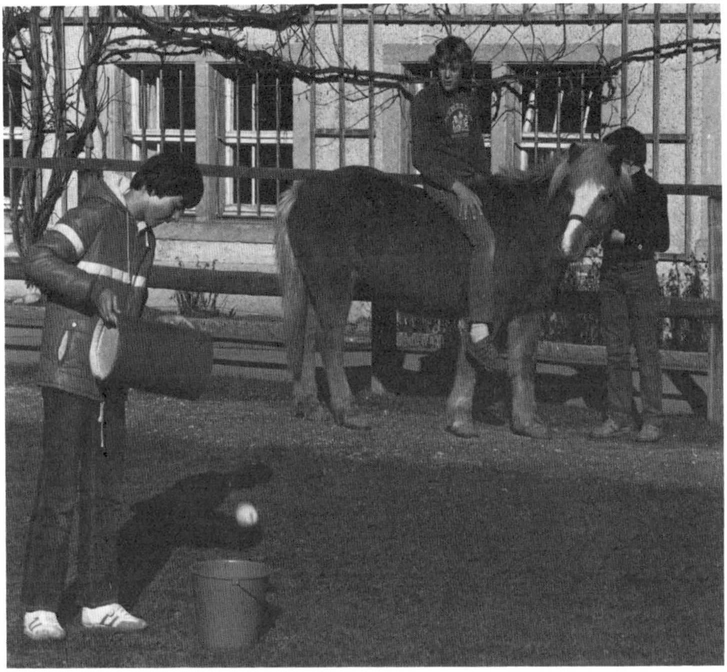

51

I

Aus einem undurchsichtigen Gefäß werden einige Gegenstände (z. B. Apfel, Kastanie, kleiner Ball, Bleistift, Stein, etc.) in ein anderes Gefäß fallen gelassen. Die reitenden Kinder versuchen, die Gegenstände zu benennen.

II

Die reitenden Kinder versuchen, die Anzahl der Gegenstände zu bestimmen.

III

Der Übungsleiter steht in der Mitte und macht die einzelnen Übungen vor, die Reiter machen sie nach: z. B. eine Hand auf den Kopf legen, mit der anderen winken; beide Hände auf den Kopf legen; einen Arm nach rechts strecken, mit dem anderen kreisen, wechseln, etc.

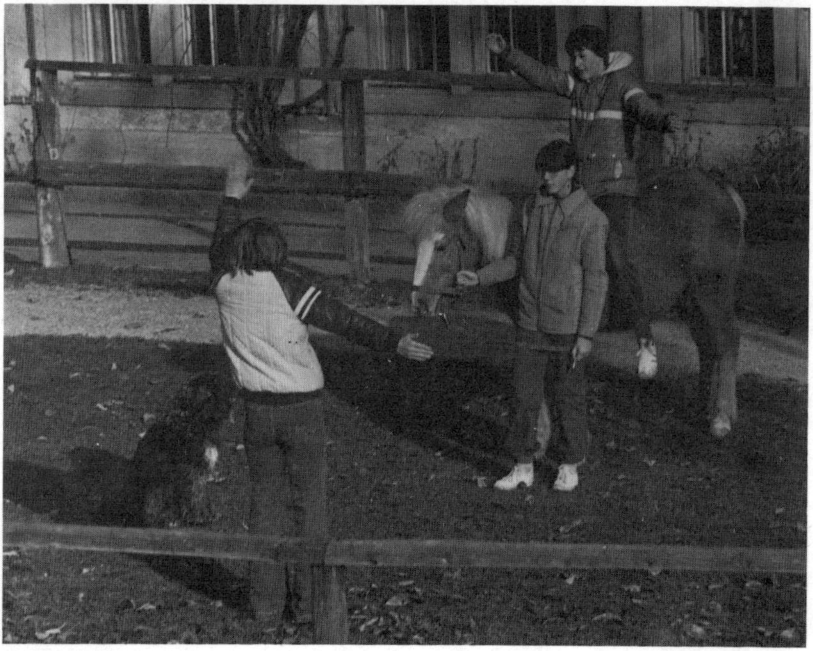

52

Im taktilen Bereich

A Dosierter Einsatz beider Hände

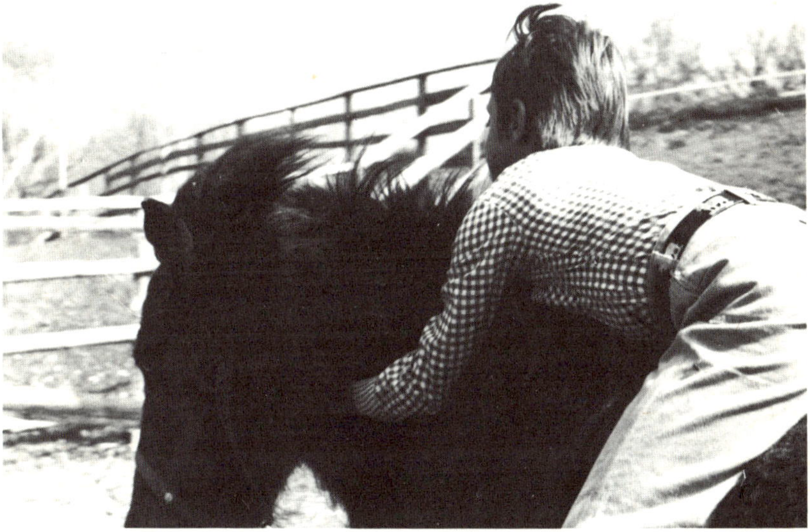

53

I

Klopfe mit der rechten/linken Hand, mit beiden Händen auf den Ponyhals, bzw. die Kruppe
langsam – sanft (Hals)
langsam – kräftig (Hals)
schnell – sanft (Kruppe)
schnell – kräftig (Kruppe)

II

Klatsche in die Hände: langsam – sanft, langsam – kräftig, etc.

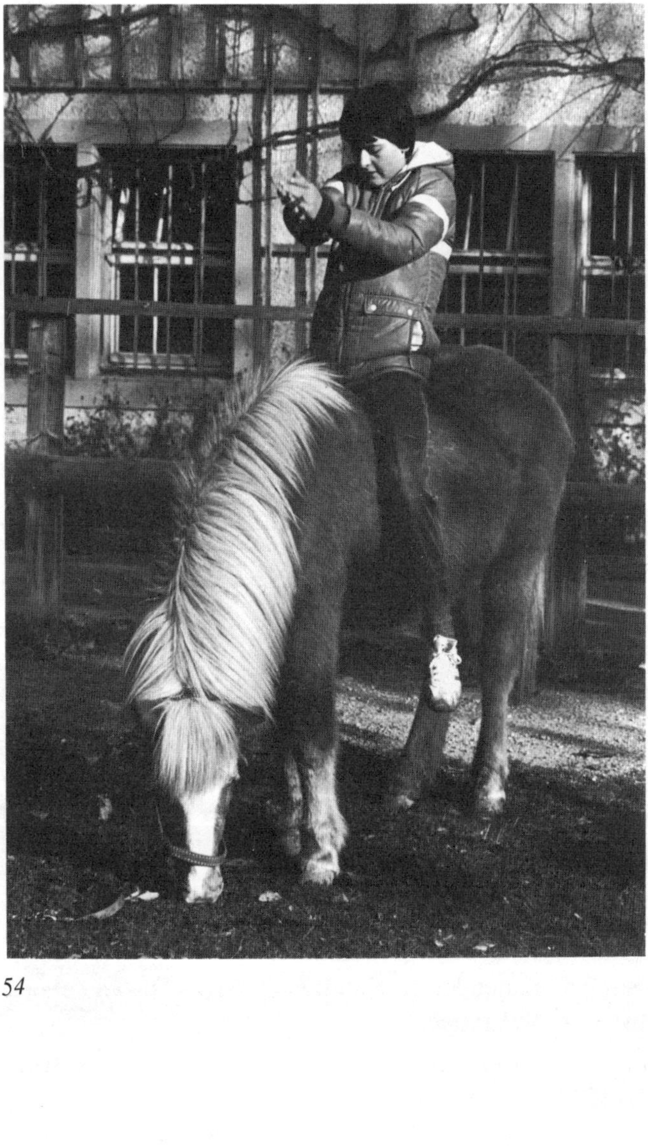

54

B Tasten

I

Der Reitbahn entlang hängen verschiedene Gegenstände: Ringe, Dreieck, Ball, Schwamm, Lappen. Das Kind auf dem Pony wird zwei- bis dreimal daran vorbeigeführt. Nun werden die Augen verbunden. Bei jedem Gegenstand hält der Ponyführer an, und das Kind auf dem Pony soll erraten, um welchen Gegenstand es sich handelt, es darf ihn ertasten. Hat es alle Gegenstände erraten, kann die Übung erschwerend ausgebaut werden.

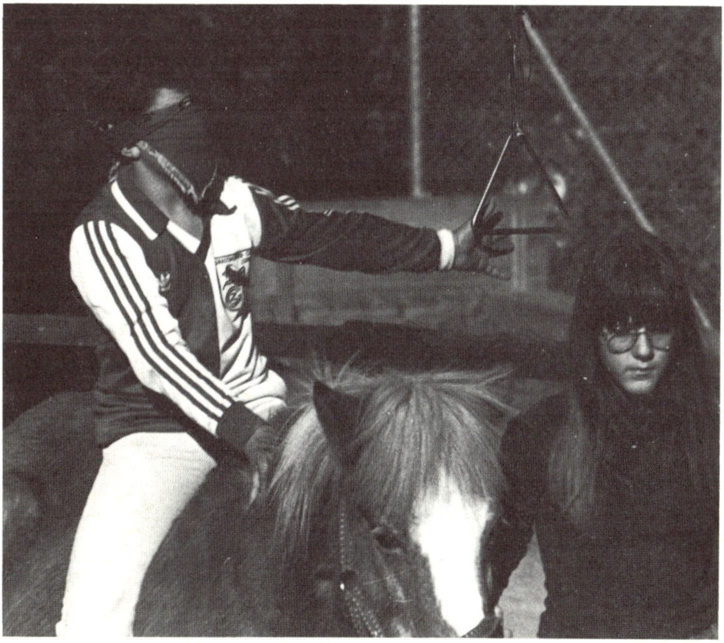

55

Variation: Nun wird ein bestimmter Gegenstand bezeichnet; der Ort, wo er hängt, muß vom Reiter durch Betasten herausgefunden werden.

II

Die Kinder bilden mit geschlossenen Augen der Reitbahn entlang eine Kette, der Reiter reitet vorbei und läßt sanft ein Tuch jedem Kind über den Kopf gleiten.

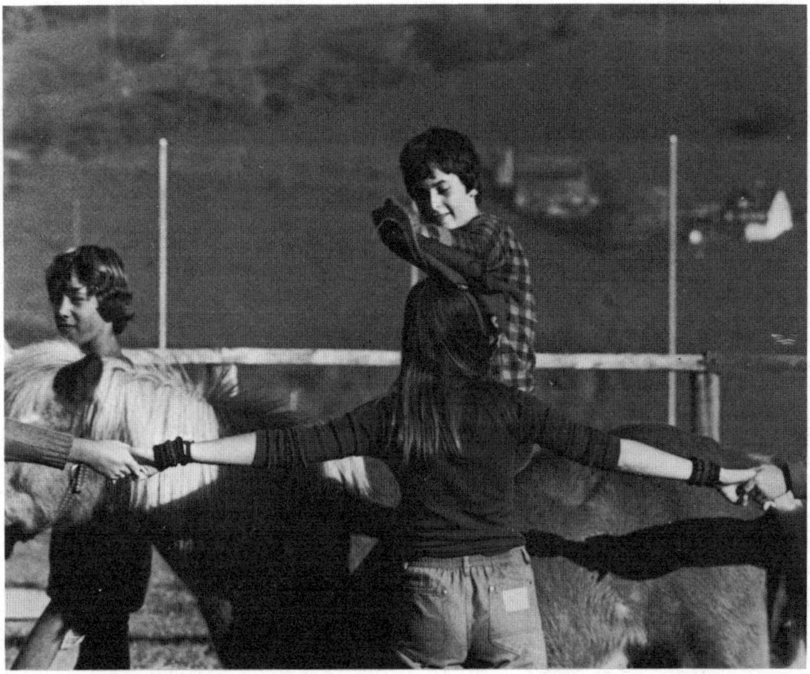

56

III

Der Reiter erhält ein Tuch über den Kopf. Die Kinder stehen der Reitbahn entlang und berühren die ausgestreckte Hand des Reiters.

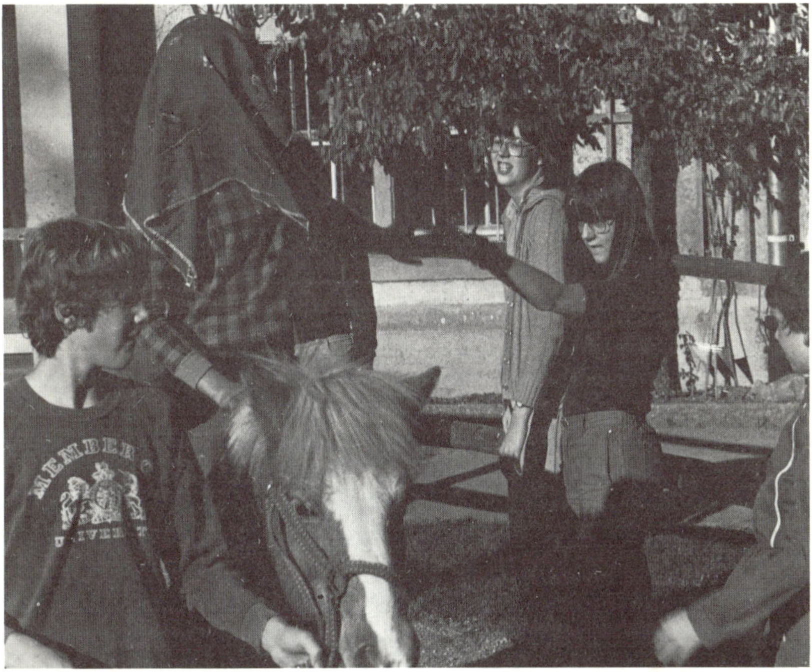

57

Variation: mit einem nassen Tuch, einem nassen Schwamm, einem Blatt, etc.

Übungen zur Schulung der Motorik

A Erleben, Erfassen des Körperschemas

Erfassen der rechts-links-Beziehung am eigenen, am fremden Körper. Die Anweisungen werden nur in mündlicher Form erteilt:

I

Zeige mit Deinem rechten Zeigefinger auf ein Ohr, auf Deine Nase, auf Deinen Mund, auf ein Auge, auf Deine andere Hand, auf Deinen Ellbogen, auf Dein Knie, etc.

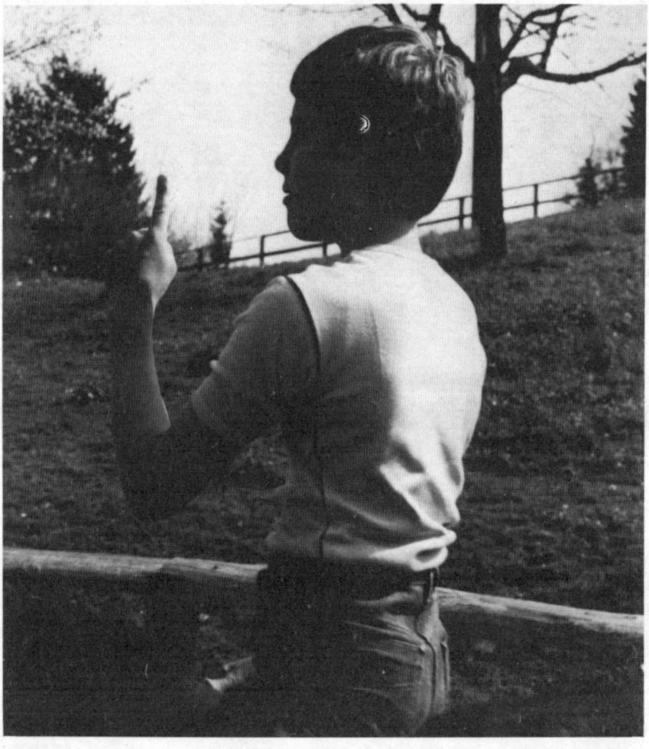

Erschwert:

- Zeige mit dem rechten Zeigefinger auf das rechte Ohr, Auge, etc.
- Zeige mit dem linken Zeigefinger auf das linke Ohr, Auge, etc.
- Anschließend fasse ich eine Reihe von drei bis vier Befehlen zu einer Aufgabe zusammen. Mit Linkshändern mit dem linken Zeigefinger beginnen.

II

Zeige nach rechts/links!

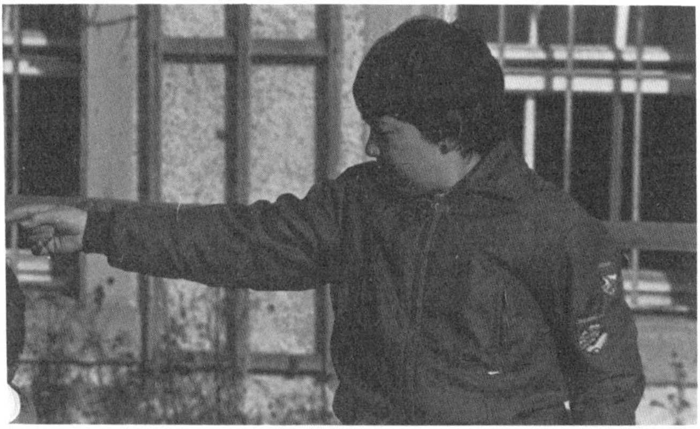

59

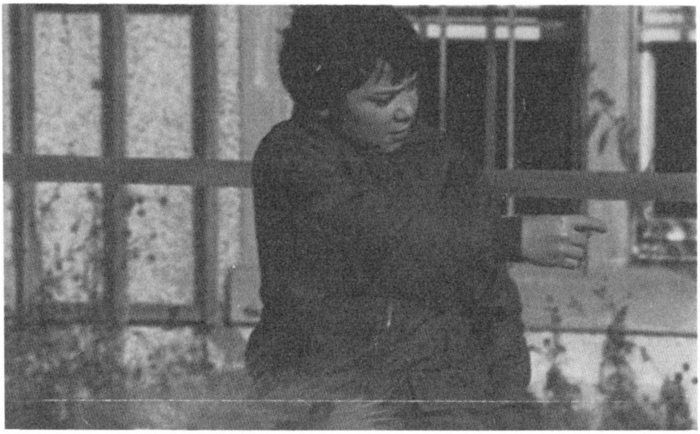

60

III

Berühre Dein Knie, Deine Schulter.

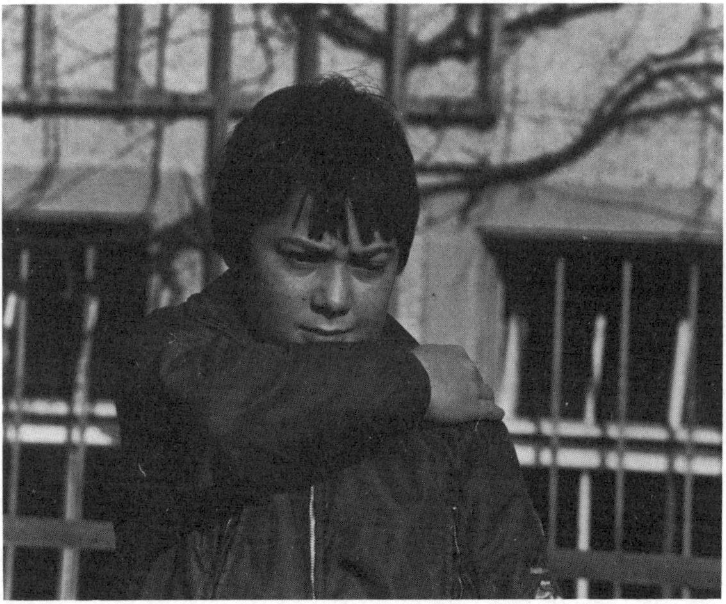

61

IV

Seine Fußspitzen etc. berühren.

V

Vorn den Ponykopf betasten.

VI

Hinten den Schweif erfühlen.

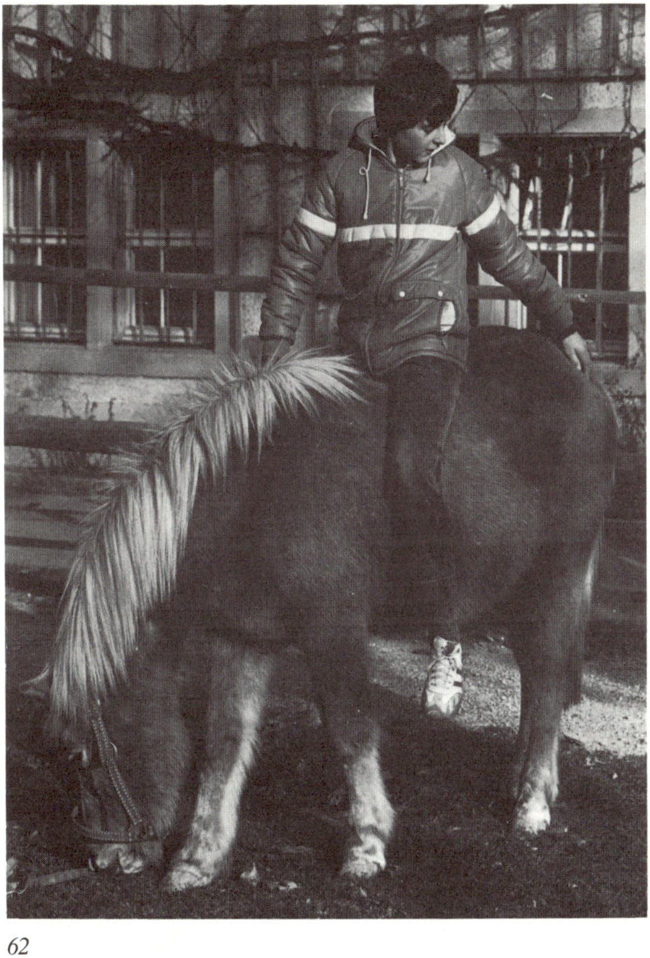

62

VII

Hinten unten den Ponyschenkel beklopfen (rechts/links).

VIII

Rechts/links dem eigenen Bein nachfahren bis zur Fußspitze.

IX

Die Ponybrust beklopfen.

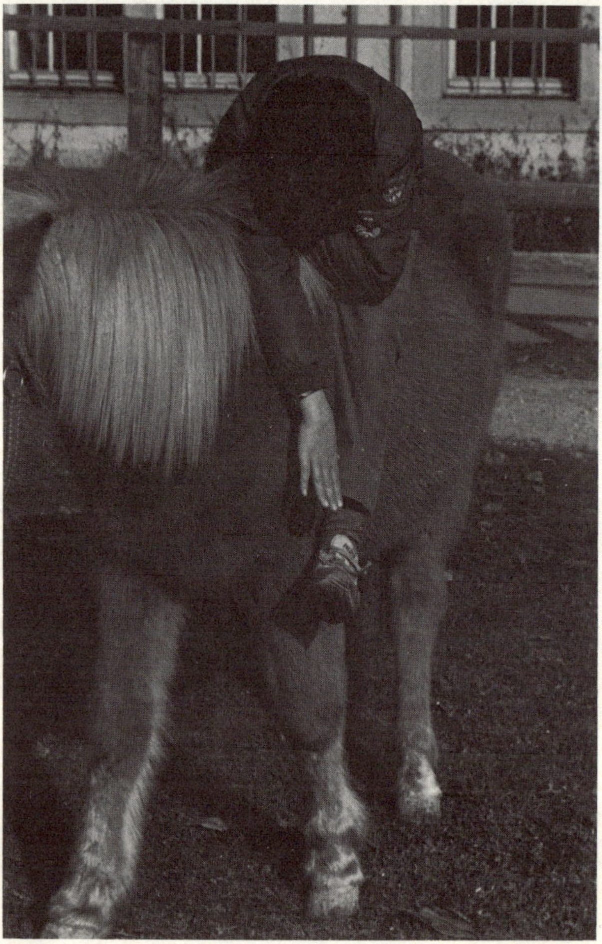

63

B Die Begriffe vorn – hinten, neben – oben – unten, in Beziehung zum eigenen Körper erleben

I

Halte Deine rechte/linke Hand, beide Hände waagrecht!

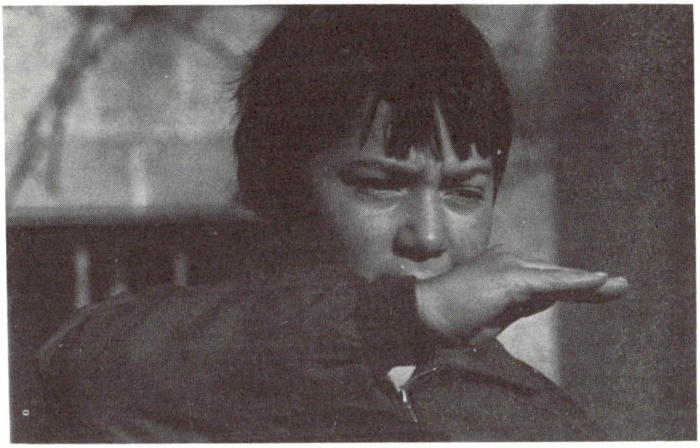

64

II

Hebe die rechte/linke Hand, beide Hände in Schulterhöhe und drehe abwechselnd die Handfläche, den Handrücken dem Gesicht zu!

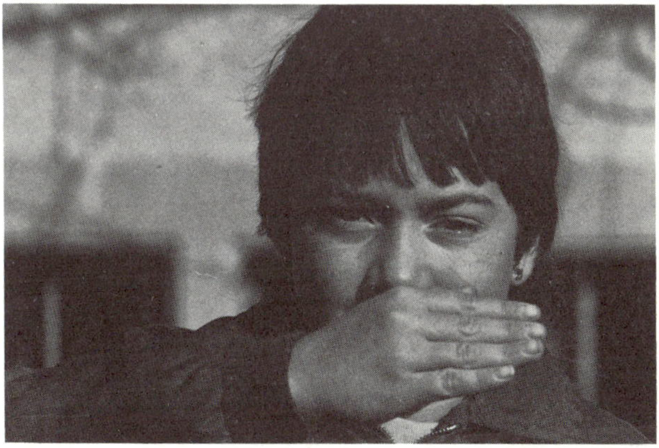

65

III

Halte den Handrücken vor Dein Gesicht (Handrücken ist waagrecht).

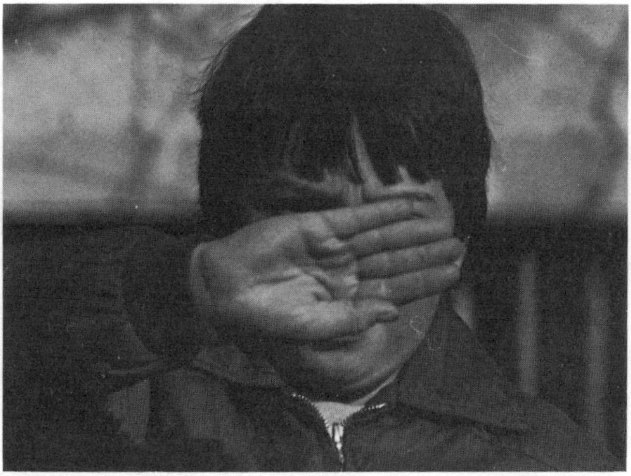

66

IV

Halte die geschlossene Hand als Faust vor, neben, auf Deinen Kopf, unter Dein Kinn, etc.

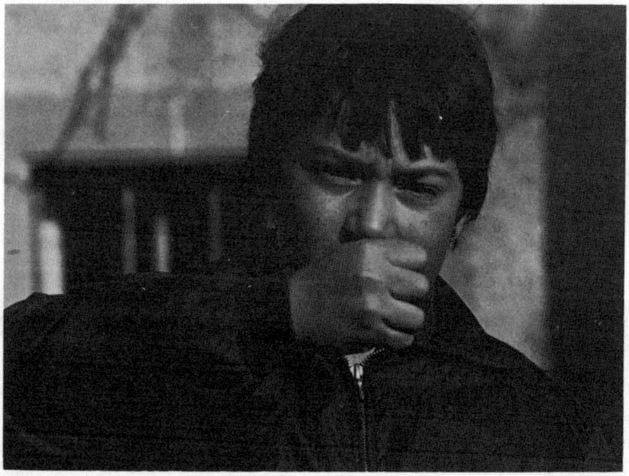

67

V

Strecke die rechte/linke Hand, beide Hände nach vorn und drehe die Handfläche, den Handrücken nach oben/unten (dasselbe auch mit gespreizten Fingern).

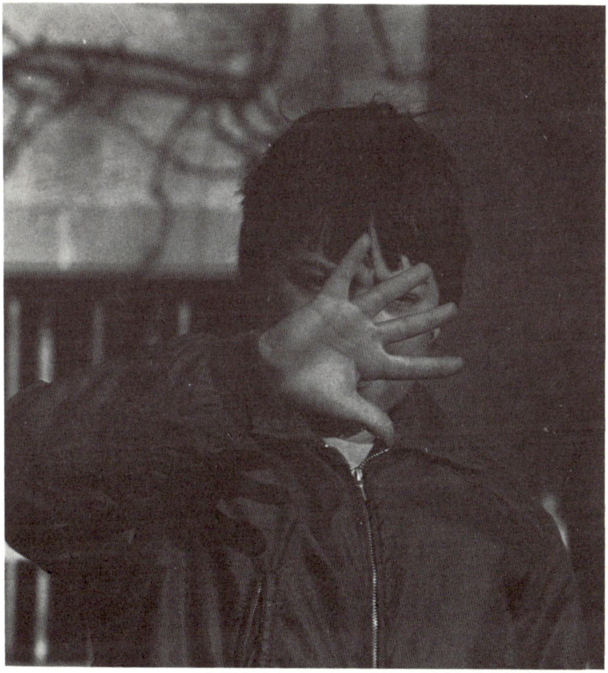

68

VI

Klopfe dem Pony mit der einen Hand vorn, oben und unten auf die Brust und halte Dich mit der andern Hand oberhalb des Mähnenkamms fest.

VII

Kreise mit dem Kopf.

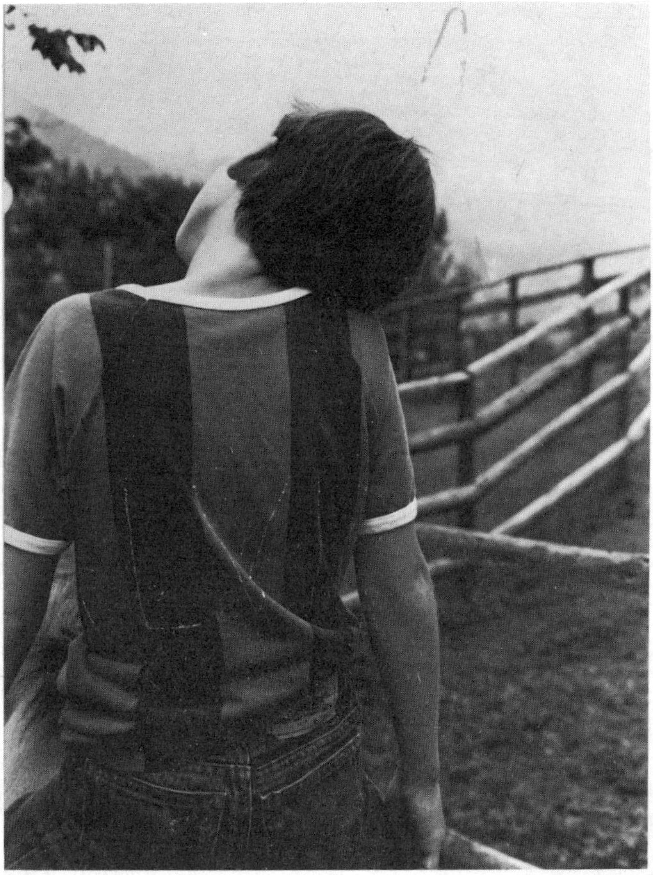

69

VIII

Laß den Kopf nach vorn und hinten, bzw. auf beide Seiten hängen.

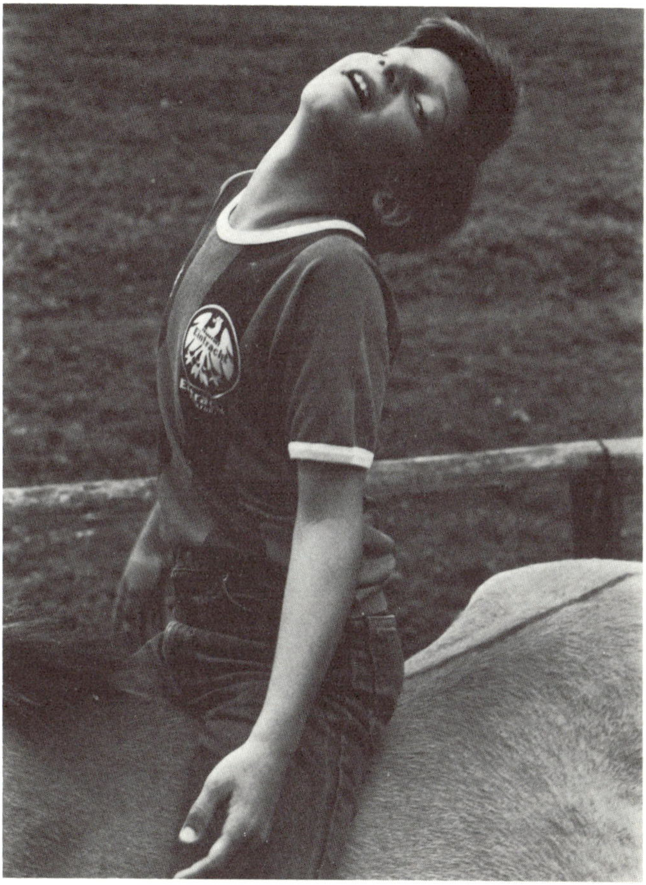

70

Erschwert: Mit geschlossenen Augen alle Übungen wiederholen.

C Bewußter und dosierter Einsatz verschiedener Körperteile – dasselbe mit gesteigerter Geschwindigkeit

I

Schwinge beide Arme gleichzeitig locker: schräg nach vorn und hinten; mach diese Übung langsam, schneller und ganz schnell.

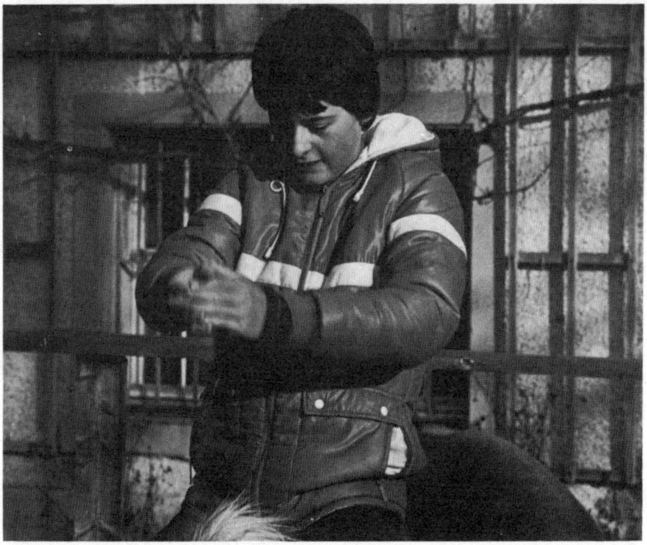

71

II

Zeichne mit der rechten, mit der linken Hand, mit beiden Händen Kreise in die Luft (kleine Kreise, größere Kreise).

III

Zeichne mit der rechten, mit der linken Hand, mit beiden Händen waagrechte Linien in die Luft, von rechts nach links, von links nach rechts, langsam/schnell.

IV

Wirf den Ball sorgfältig oder mit Schwung in den Korb.

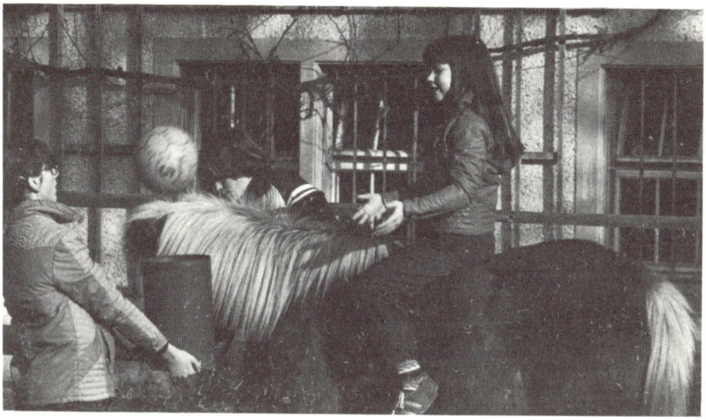

72

V

Wirf den Ball etwas auf, wirf ihn etwas höher (Wurfhöhe steigern und zurück).

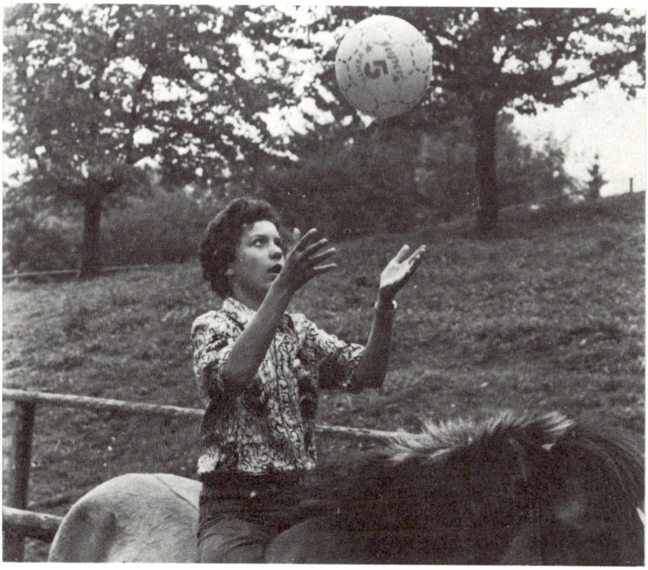

73

D Arm- und Beinbewegungen kombiniert

I

Bewege die Beine vor- und rückwärts, und klatsche dazu.

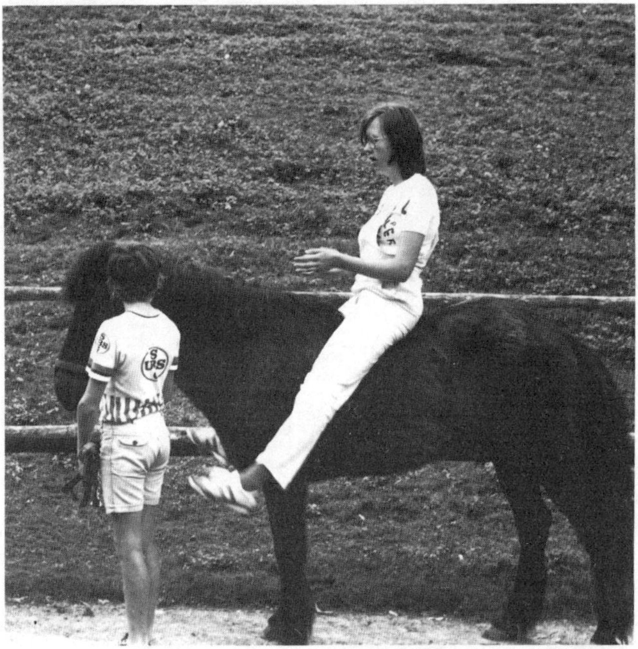

74

II

Klatsche und berühre abwechselnd die Knie.

III

Hebe abwechslungsweise das linke und das rechte Bein, und klatsche unter dem Knie durch.

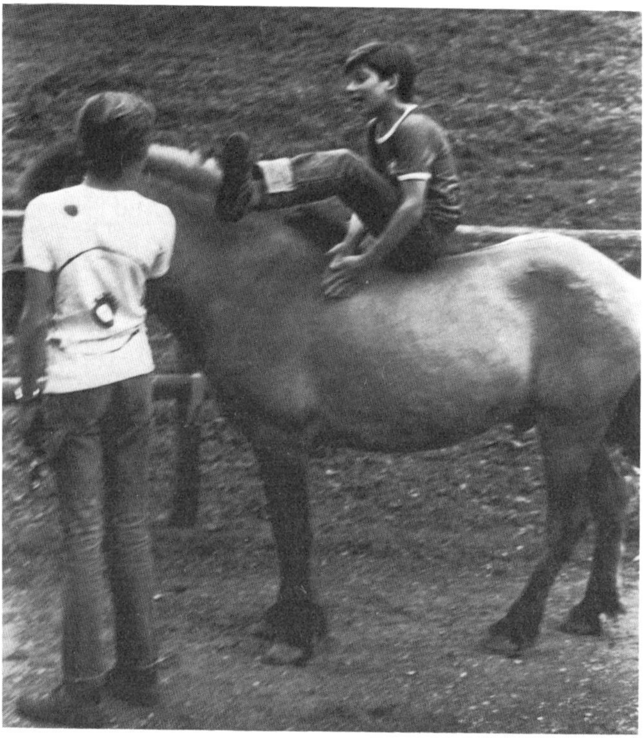

75

IV

Wirf den Ball hoch und schlage auf die Oberschenkel.

E Kreuzende Bewegungen

I

Berühre mit der rechten Hand die linke Schulter und umgekehrt; das Knie.

II

Berühre Deine Ohren, abwechslungsweise das rechte mit der linken Hand und das linke mit der rechten Hand.

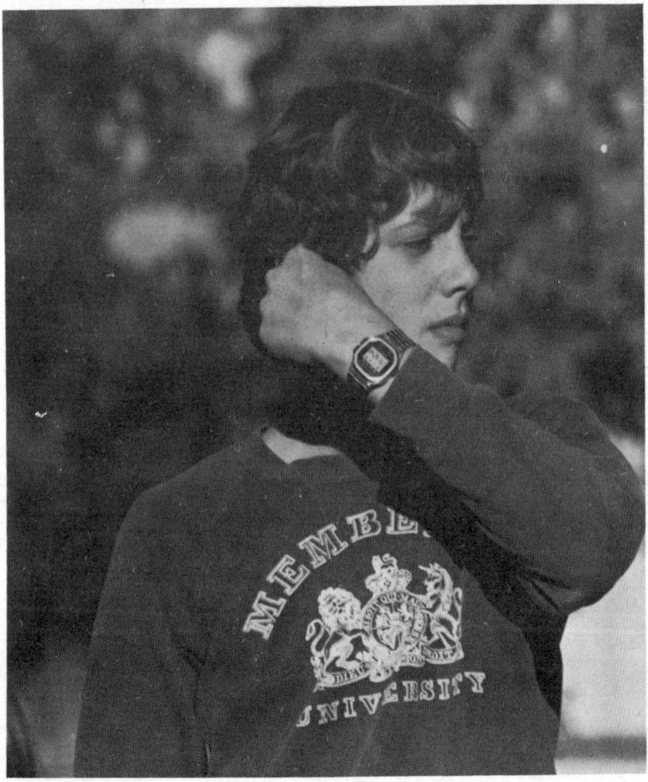

III

Berühre abwechselnd kreuzweise das rechte und das linke Knie.

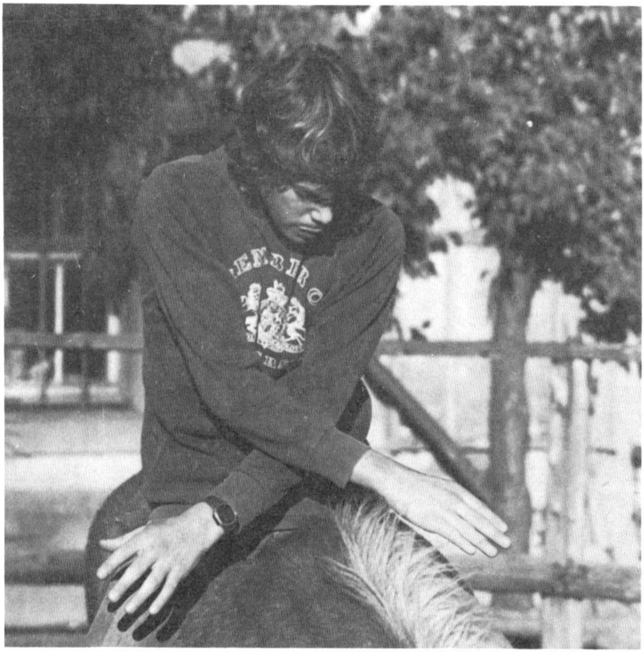

77

F Balance

I

Die reitenden Kinder balancieren auf der Handfläche einen Joghurtbecher.

II

Variation: je einen Joghurtbecher auf jeder Handfläche.

III

Joghurtbecher mit Wasser füllen.

IV

Zusätzlich noch ein Buch auf dem Kopf balancieren.

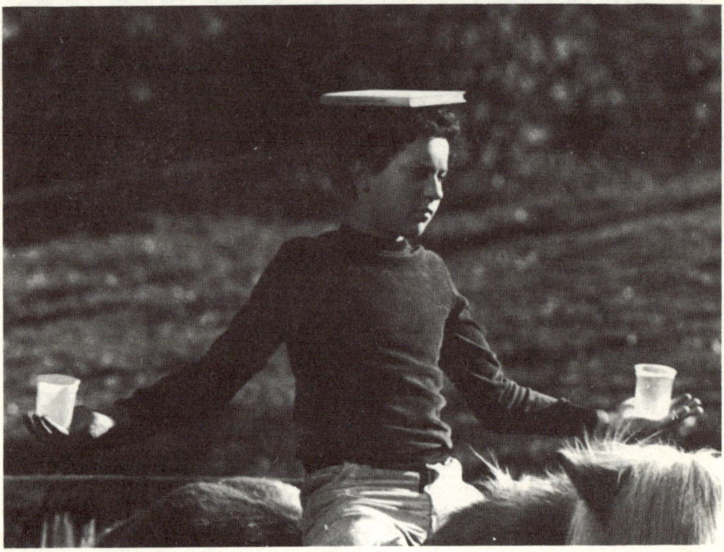

78

V

Die reitenden Kinder balancieren einen Plastikball oder Tennisball auf der einen, bzw. auf der anderen, auf beiden Handflächen.

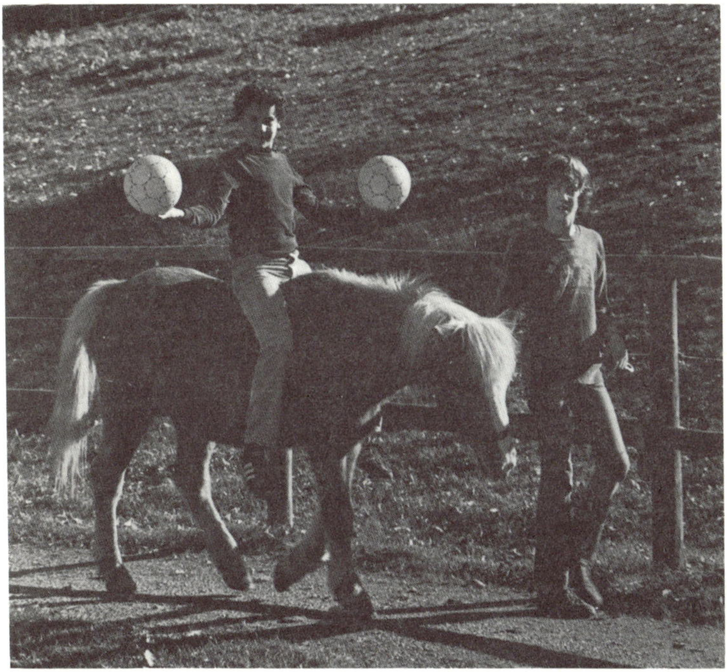

79

VI

Die reitenden Kinder balancieren ein querliegendes, bzw. hochkantstehendes Schlagholz, Besenstiel soviele Runden wie möglich.

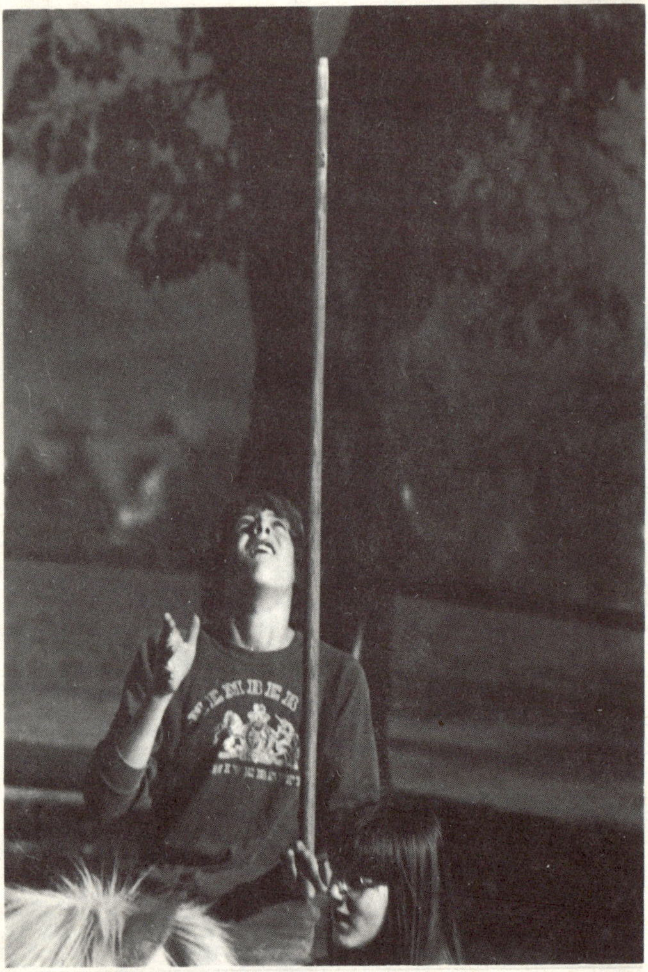

80

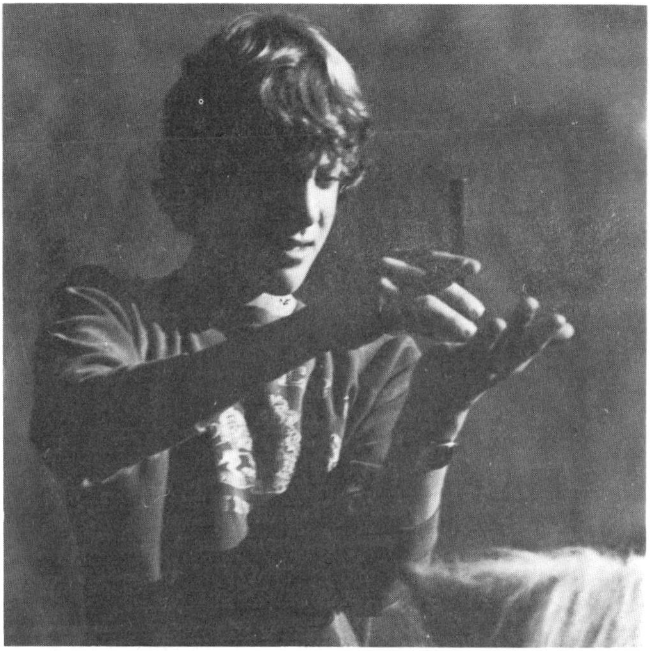

81

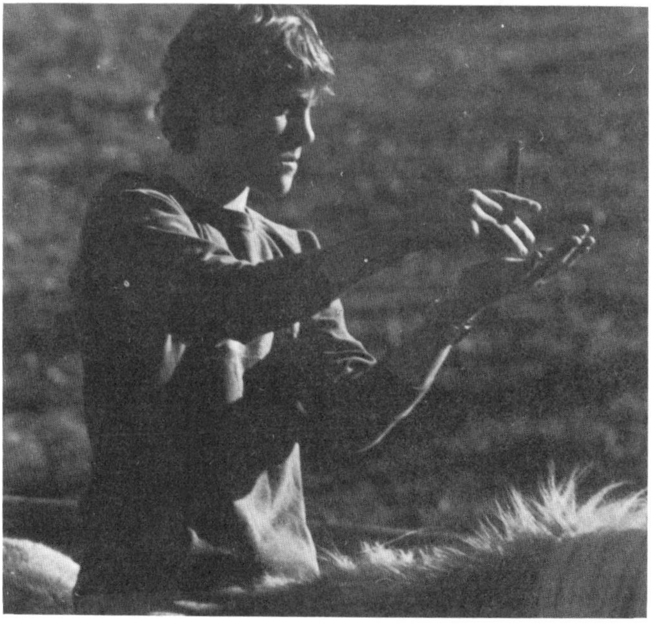

82

VII

Vorwärts knieend reiten, Arme hängen lassen, Gleichgewicht halten, eventuell mit den Armen ausbalancieren.

Variation: Das gleiche rückwärts reitend.

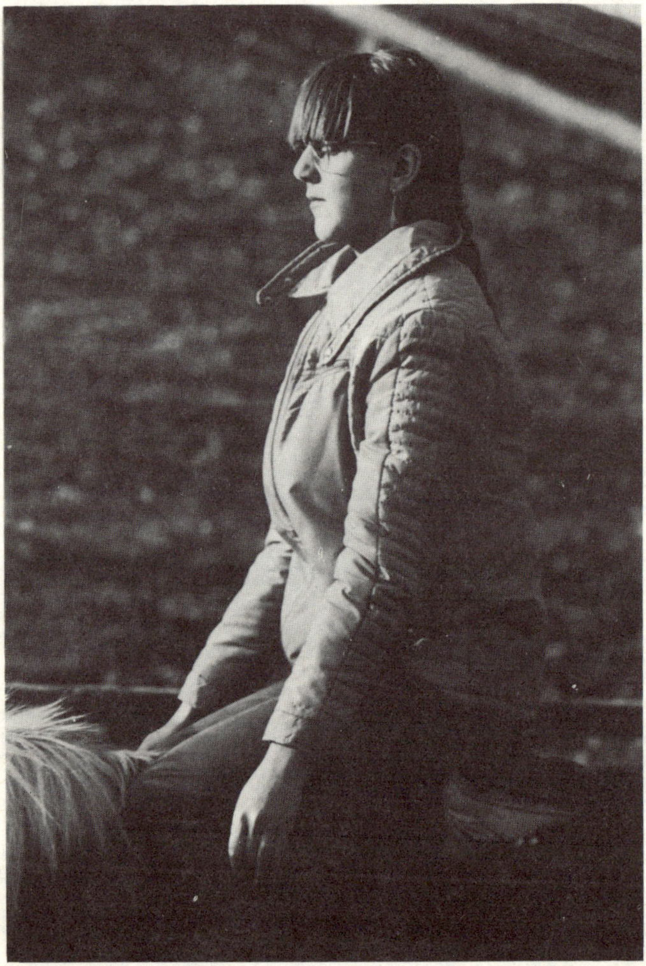

83

VIII

Im Schneidersitz vorwärts reiten, zuerst Hände abstützen, dann ausbalancieren.

Variation: Das gleiche rückwärts reitend.

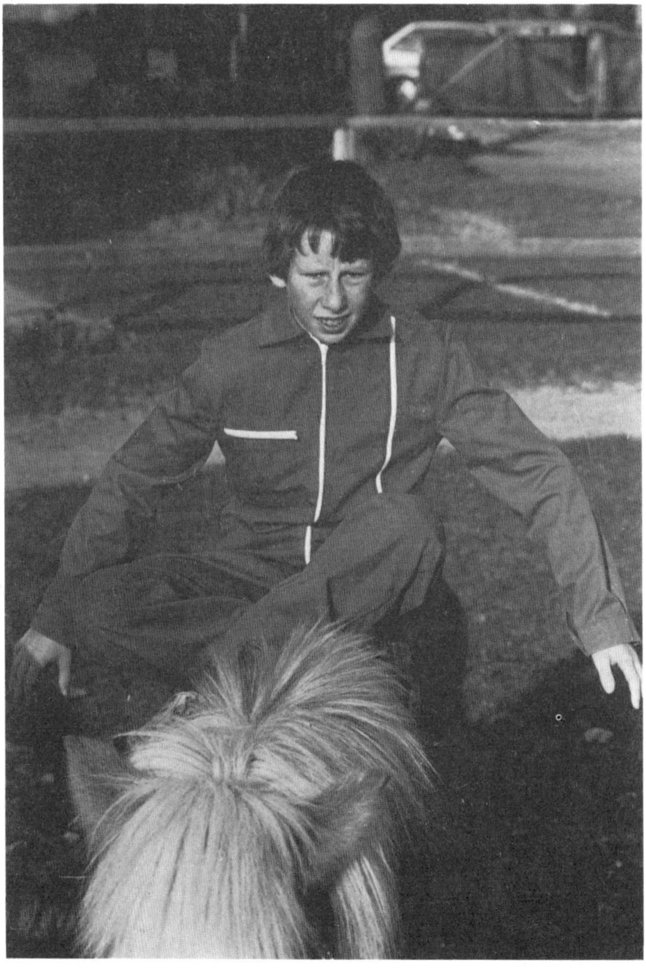

84

IX

Im Reitsitz einen Ring über den eigenen Körper streifen.

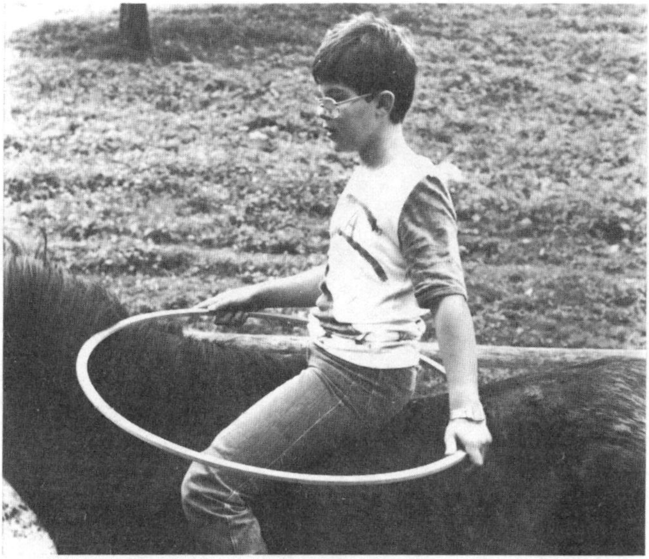

85

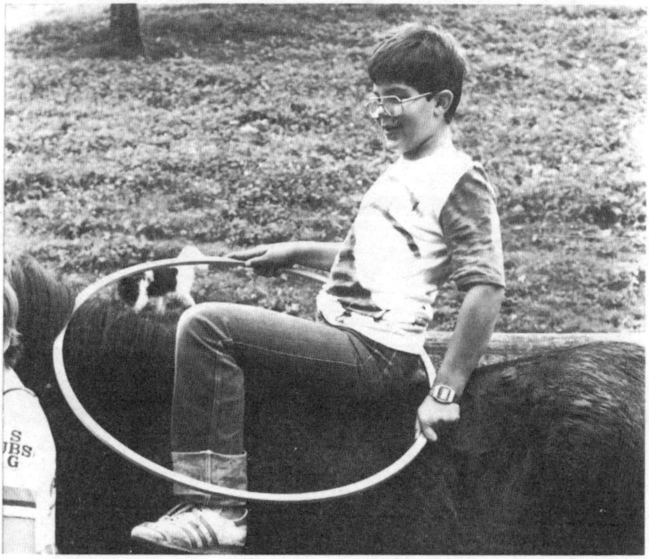

86

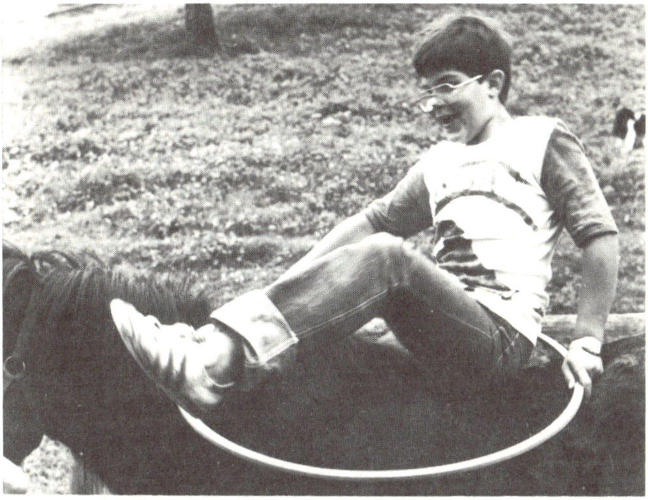
87

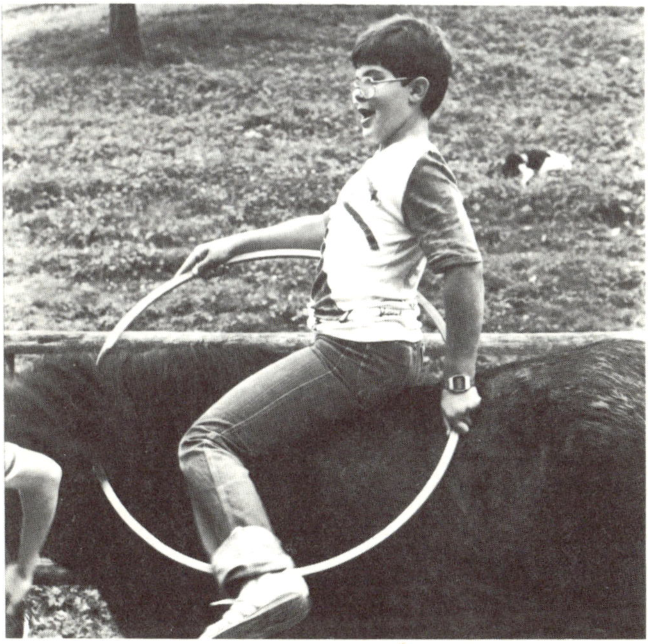
88

X

Im verkehrten Reitsitz die Arme seitlich ausstrecken, abwechselnd ein Bein nach dem anderen auf die Kruppe legen. Mutige dürfen beide Beine zugleich oben lassen.

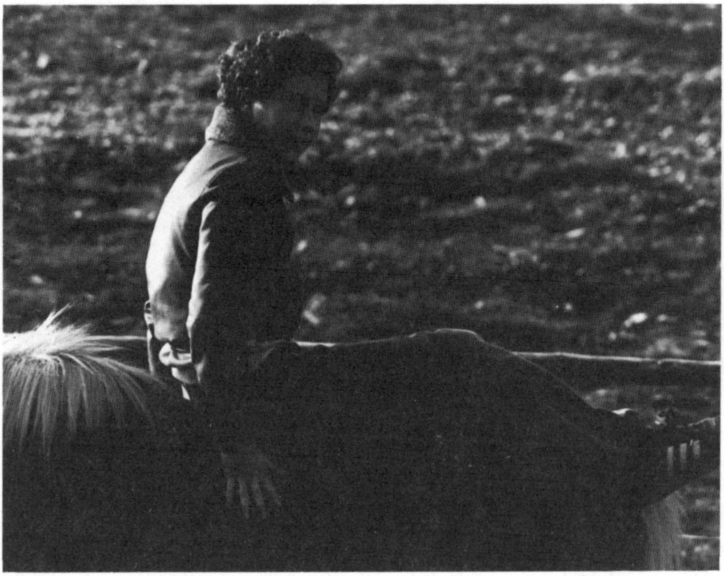

89

XI

Beine auf die Kruppe stellen, abwechslungsweise, dann zusammen, sich mit den Händen abstützen oder frei balancieren.

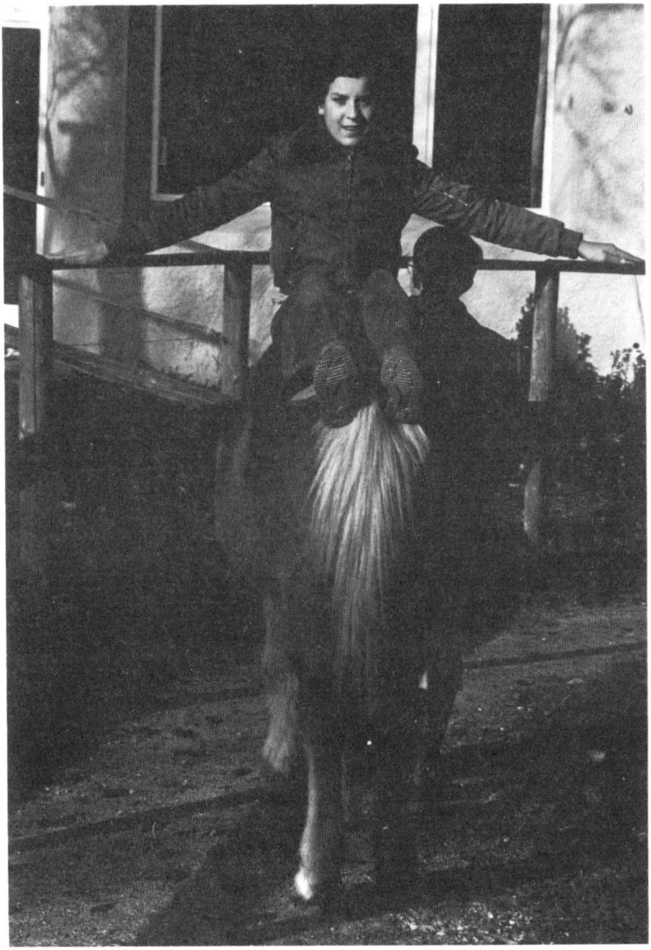

90

XII

Sich quer über den Ponyleib legen.

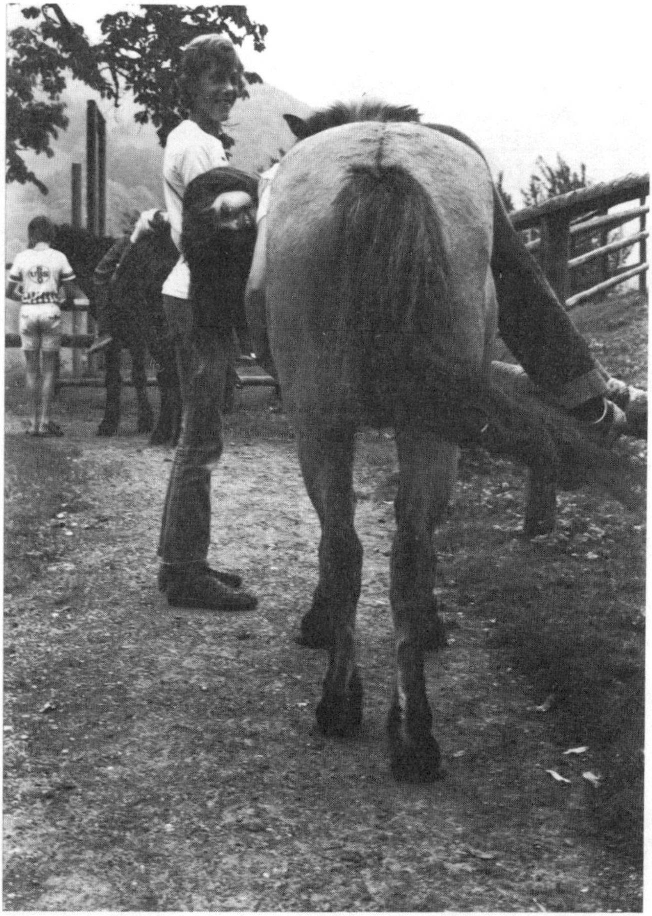

91

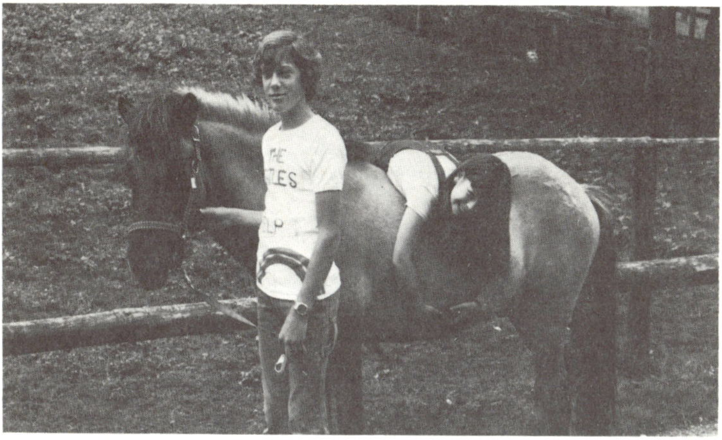

92

G Geschicklichkeit

Das reitende Kind schlenkert ein Seil in unregelmäßigem Zickzack neben dem Pony am Boden herum. Ein zweites muß versuchen, das Seilende mit der Hand zu fassen.

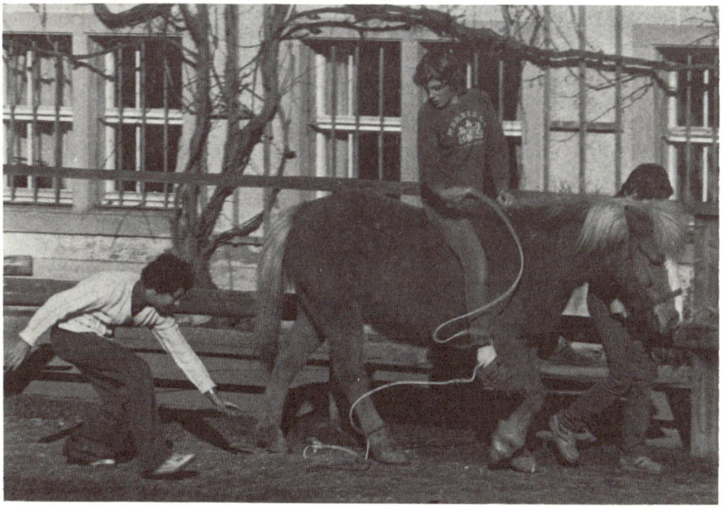

93

H Behutsamkeit

Die Reiter versuchen, einen Reifen über das Kind, welches am Zirkelrand steht, zu werfen. Das Kind darf sich entgegen neigen.

Variation: Abstand vergrößern, Kind darf sich nicht bewegen.

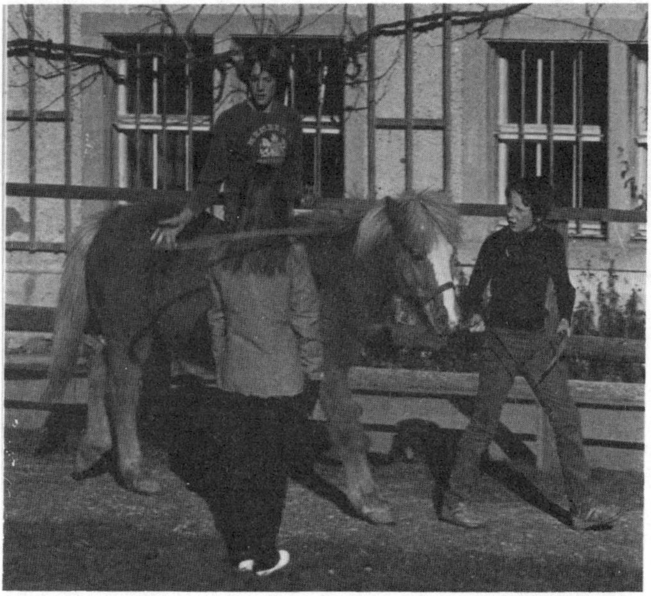

94

I Treffsicherheit

I

Das reitende Kind soll mit seinem Ball den Ball treffen, den ihm ein anderes Kind zuwirft.

Variation: Kleiner Ball gegen großen Ball.

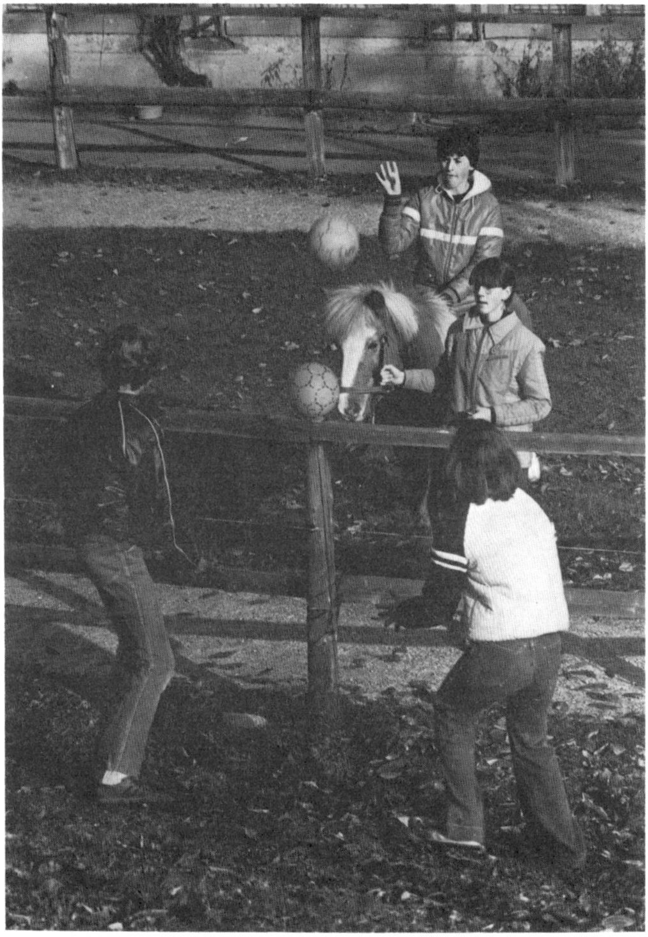

95

II

Der Reiter versucht, einen Ball in den Korbballständer zu werfen. Ein Kind steht darunter, fängt den Ball auf und wirft ihn dem Reiter zurück usw.

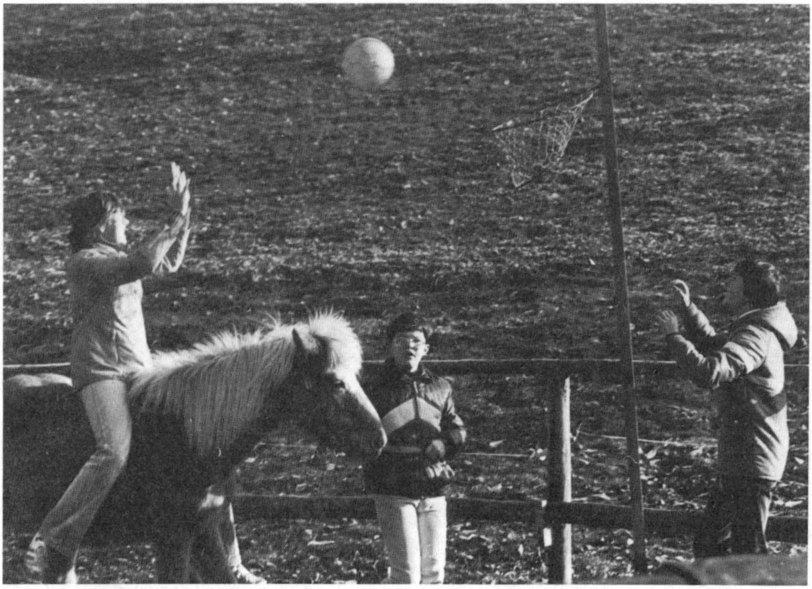

96

III

Der Reiter versucht, mit dem Ball einen Gegenstand (z. B. einen großen Hut) auf dem Korbballständer zu treffen, ein Kind versucht, das eine oder andere aufzufangen.

IV

Der Reiter versucht, einen pendelnden Ball am Korbballständer mit der Hand zu treffen, zuerst mit der Vorzugshand, dann abwechslungsweise mit der rechten und mit der linken Hand.

K Handgeschicklichkeit

Die reitenden Kinder sollen während des Reitens Sand (Wasser, Erbsen) von einem Gefäß in ein anderes umschütten, ohne dabei etwas zu vergießen.

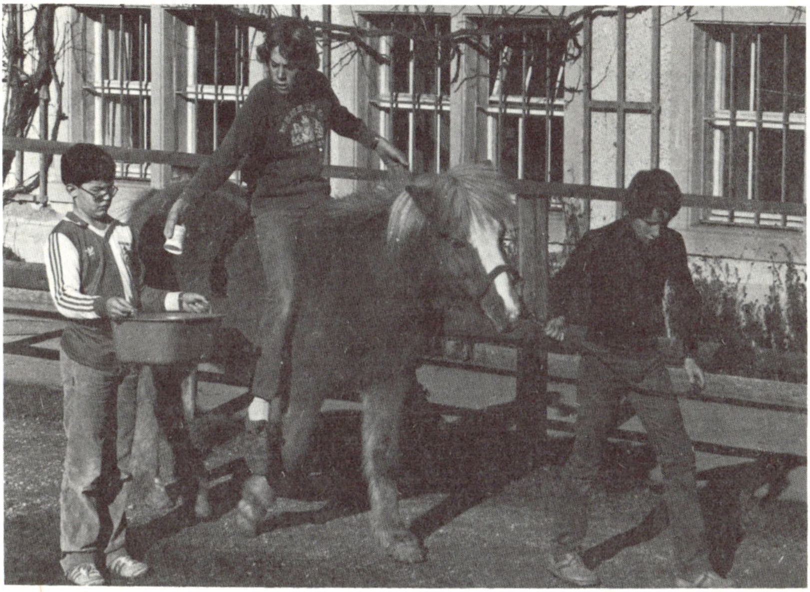

97

Variation: An Stelle von zwei gleichen Gefäßen: ein größeres und ein kleineres; eines mit enger und eines mit weiter Öffnung.

Übungen im sozial-integrativen Bereich

Während einer Viertelstunde einen Teil der Kinder fünf Übungen frei wählen und ausführen lassen, die übrigen Kinder beobachten und kommentieren (nur positive Kommentare sind erlaubt).

Die Gruppe wird in Reiter und Beobachter geteilt. Die Reiter machen unter sich ab, welche fünf Übungen sie ausführen wollen. Die Beobachter müssen die Übungen erraten. Danach werden die Rollen getauscht.

I

Einige Kinder reiten auf der ovalen Sandbahn, eines oder mehrere Kinder gehen zu Fuß in der Gegenrichtung. Wenn sie sich begegnen, geben sie sich rasch eine Hand, beide Hände, der Reiter legt dem Läufer die Hand auf die Schulter, der Läufer dem Reiter die Hand aufs Knie, übergibt ihm einen Holzstab und nimmt ihn wieder entgegen etc.

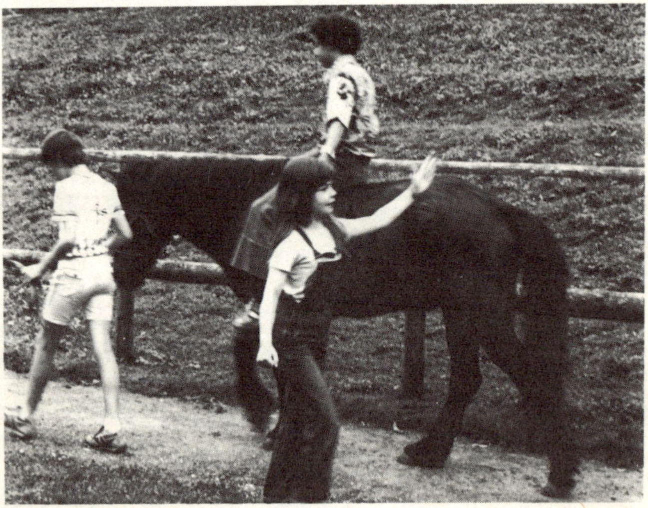

II

Die Reiter legen sich das Tuch so über den Kopf, daß die Augen bedeckt sind, die Läufer berühren die Reiter bei der Begegnung.

III

Jeder Reiter erhält ein Tuch und soll es so bewegen, wie sein Vorderreiter es tut (z. B. Armkreisen vor, über oder neben dem Körper etc.).

IV

Der Reiter reitet auf dem Oval, einige Kinder stehen mit erhobenem Holzreifen an der Reitbahninnenseite. Von der Mitte aus versucht ein Kind den Ball dem Reiter durch den Ring hindurch zuzuwerfen, dieser versucht ihn wieder durch den Ring zurückzuwerfen.

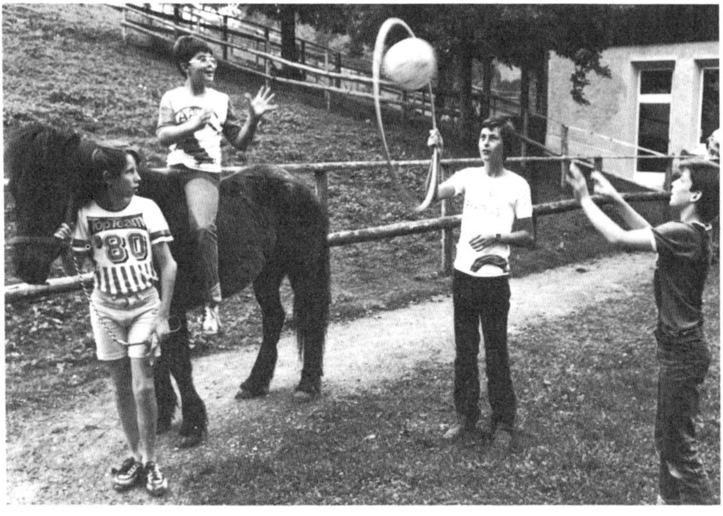

99

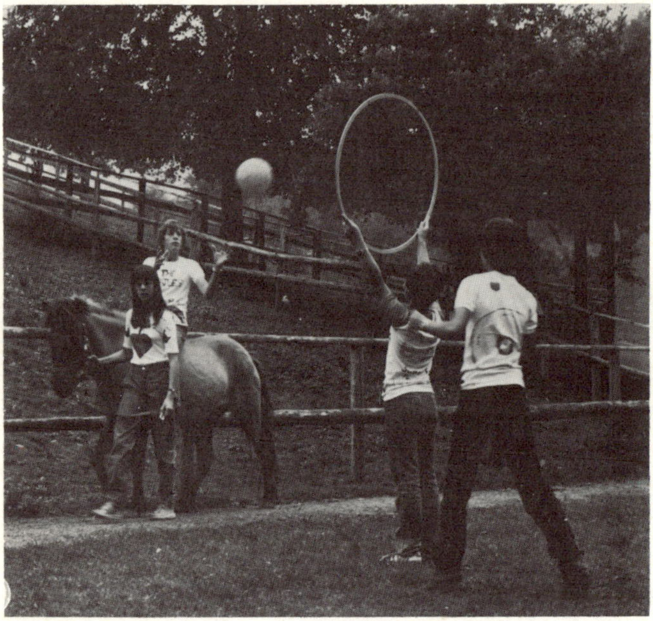

100

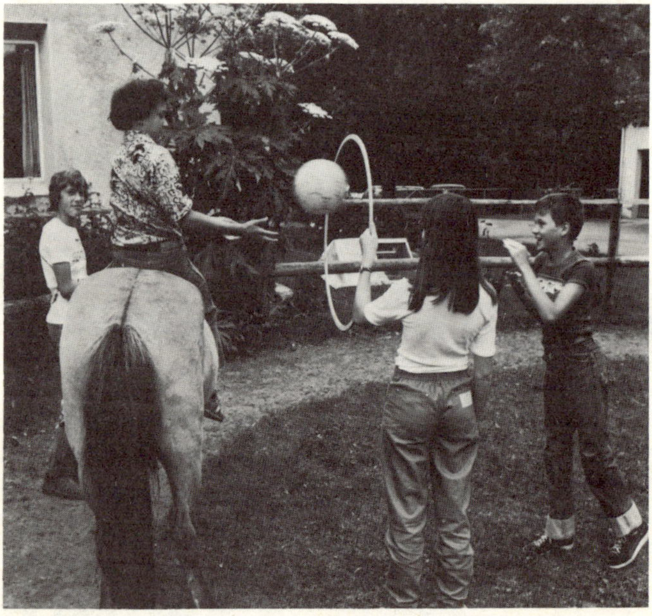

101

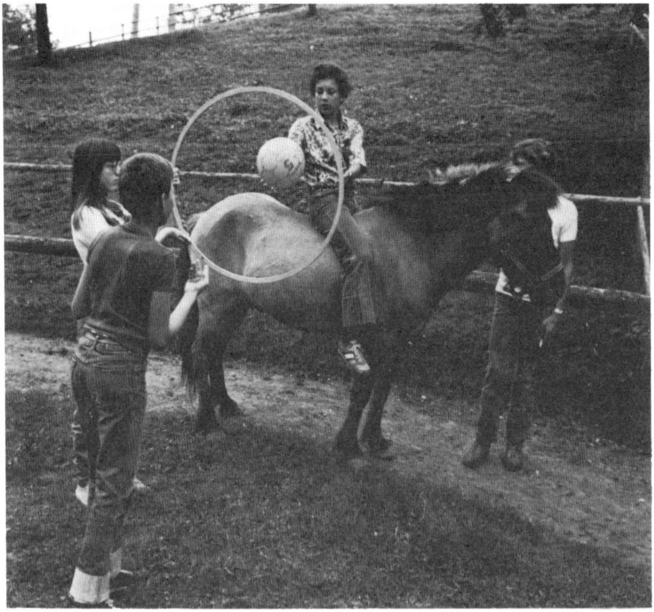

102

V

Jeweils zwei Kinder sitzen dicht hintereinander. Beide lassen die Arme wie Windmühlenflügel gleichmäßig kreisen, damit sie nicht die Flügel anschlagen. Zuerst kreisen alle Arme gleichmäßig vor und zurück, später rechter Arm vor, linker zurück und umgekehrt.

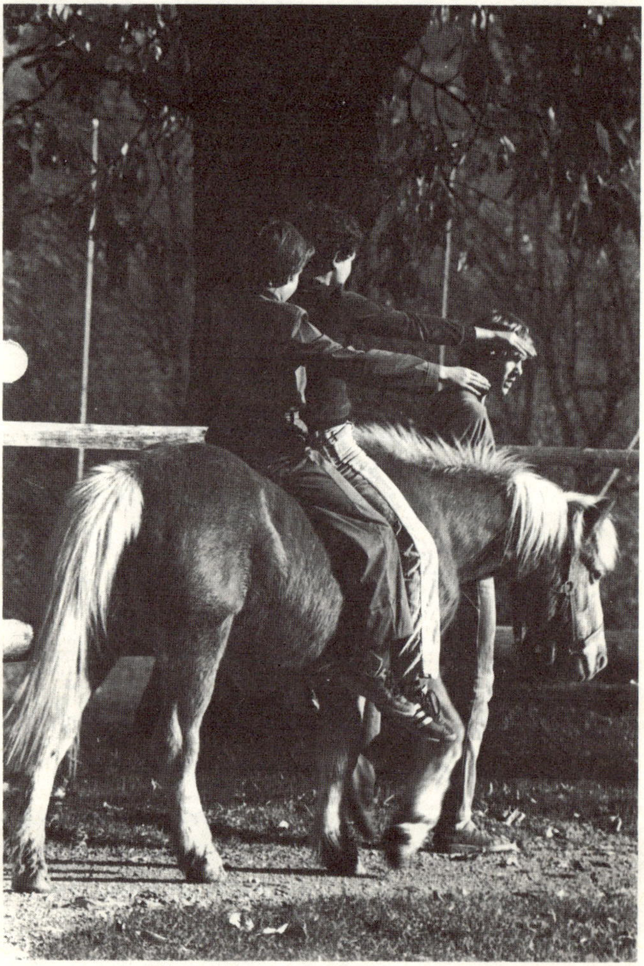

103

VI

Zwei Kinder sitzen Rücken gegen Rücken auf dem Pony und verschränken die Arme ineinander und neigen sich nach vorn, nach hinten und zur Seite.

Als Gruppenspiel im Gleichtakt auf Zuruf, nach einer vorher festgelegten Bewegungsfolge.

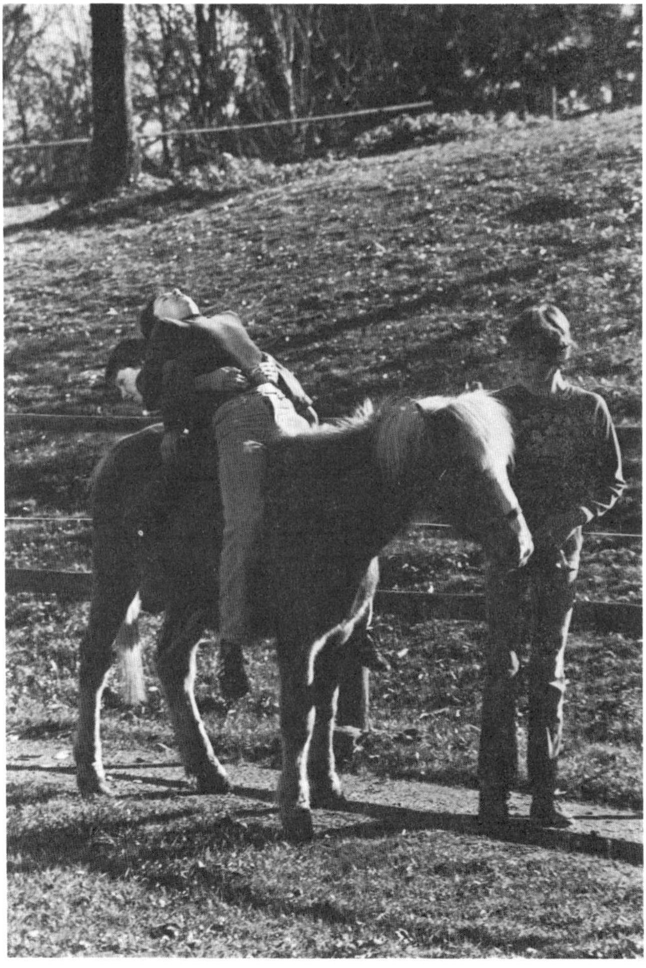

104

VII

Zwei Kinder sitzen Rücken gegen Rücken auf dem Pony, der Ball wird seitwärts weitergegeben; den Ball zehnmal kreisen lassen.

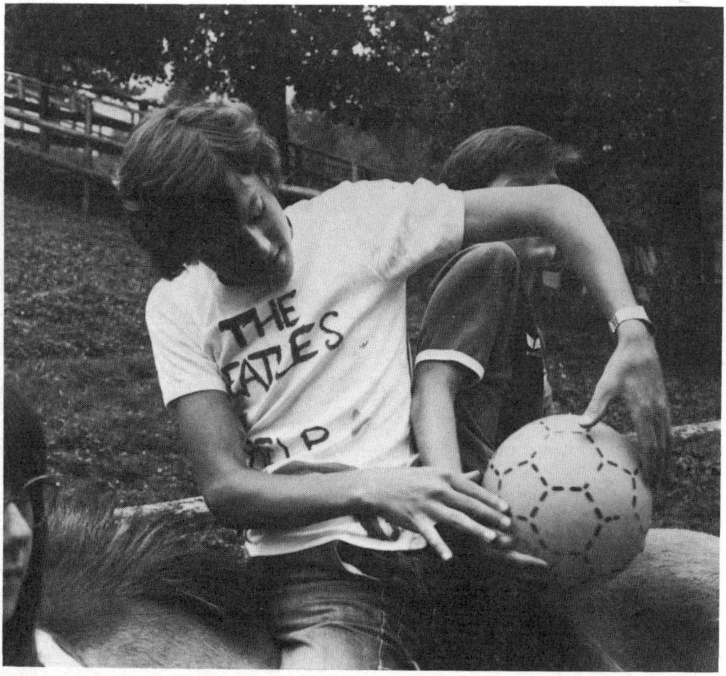

105

VIII

Das vordere Kind reicht über seinen Kopf weg dem hinteren einen Ball, dieses gibt ihn wieder zurück usw.

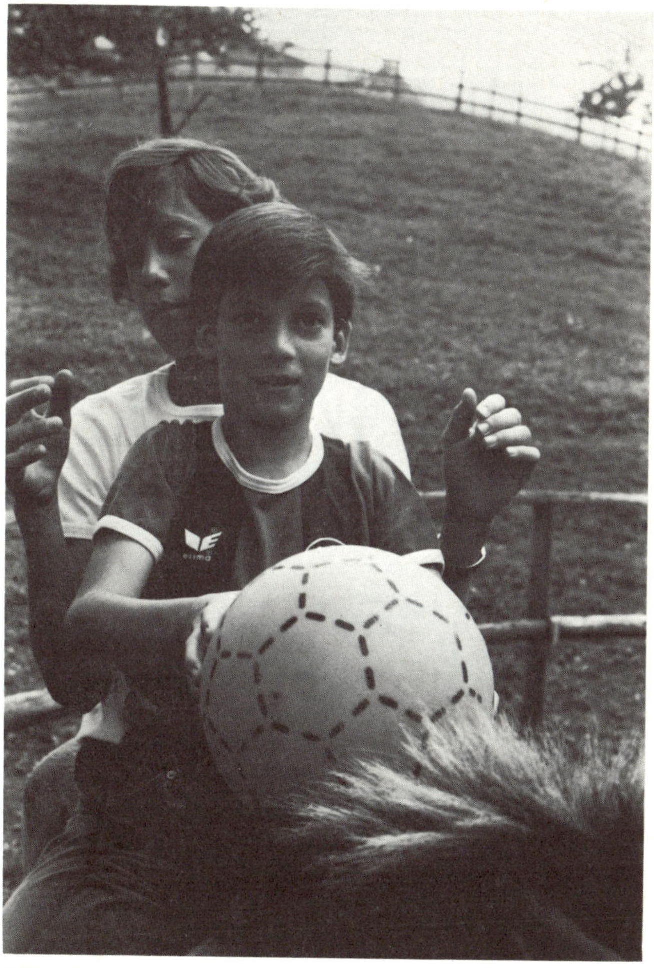

106

Mit zwei Ponys

IX

Zwei Kinder reiten nebeneinander und spielen sich den Ball zu, ein drittes geht mit und hebt den Ball auf, wenn er herunterfällt.

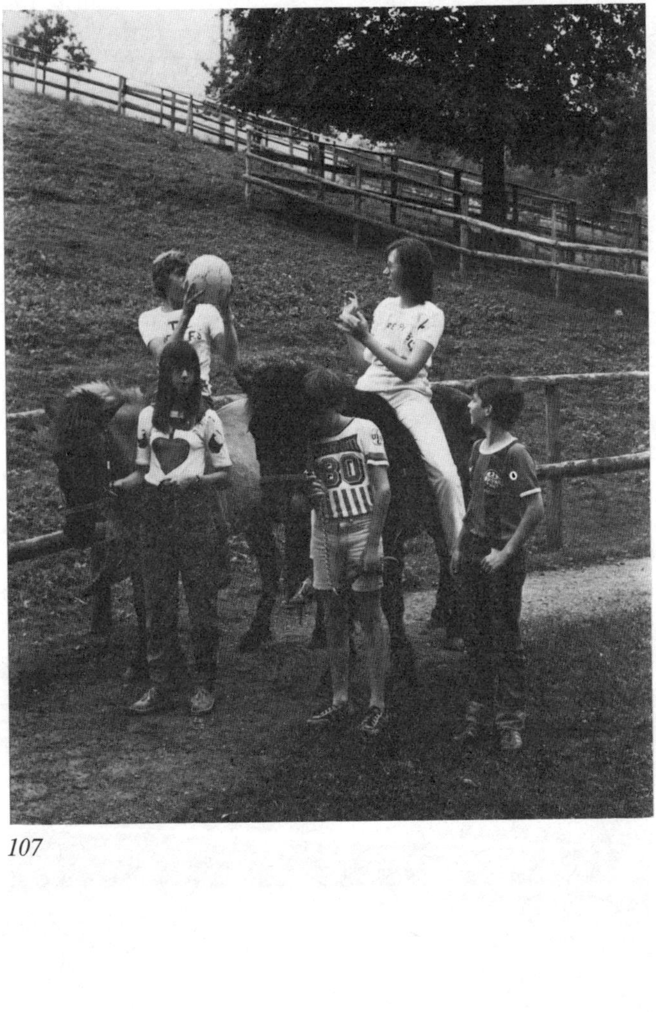

107

X

Das Kind auf dem vorderen Pony sitzt im verkehrten, dasjenige auf dem hinteren Pony im gewöhnlichen Reitsitz; sie werfen sich gegenseitig einige Male den Ball zu. Ein drittes Kind hebt den Ball auf, wenn er hinunterfällt und wirft ihn einem Reiter wieder zu.

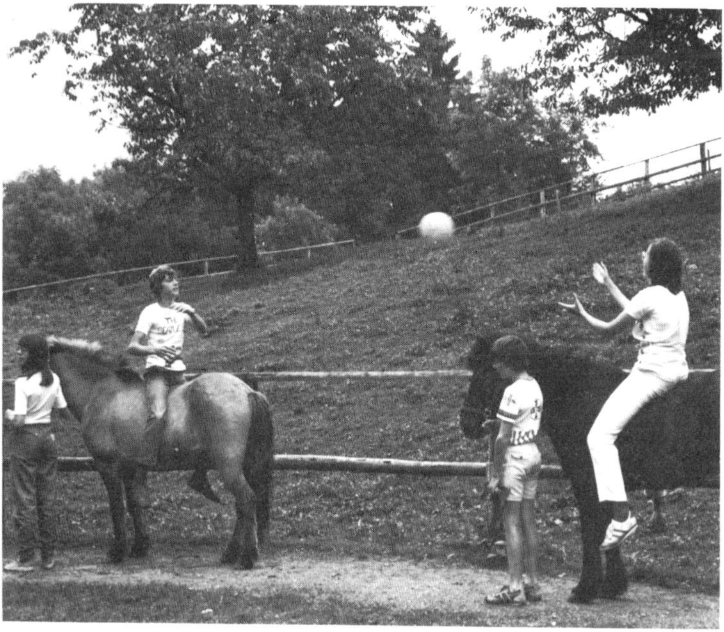

108

Mit mehreren Ponys

XI

Drei bis fünf Kinder reiten auf dem Oval. Ein Kind in der Mitte wirft einem der Reiter den Ball zu; läßt dieser ihn fallen, darf das Kind aus der Mitte aufs Pony. Kann der Reiter den Ball fangen, wirft er ihn zum Kind in der Mitte zurück usw.

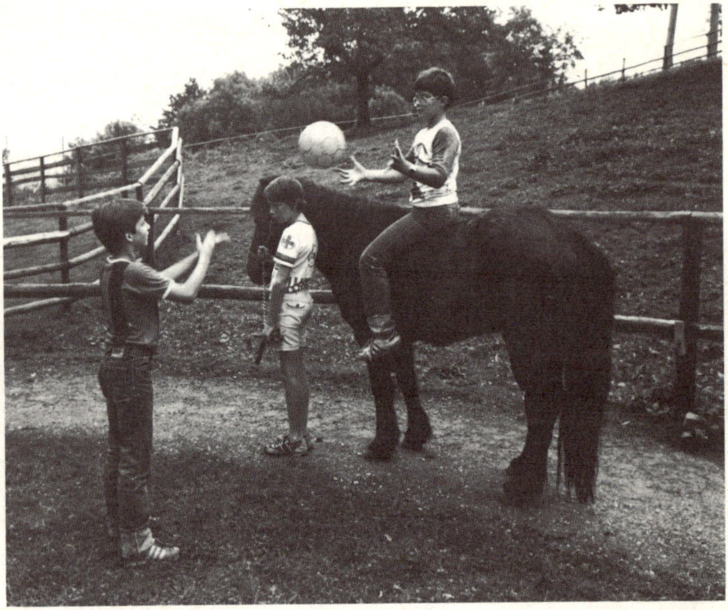

109

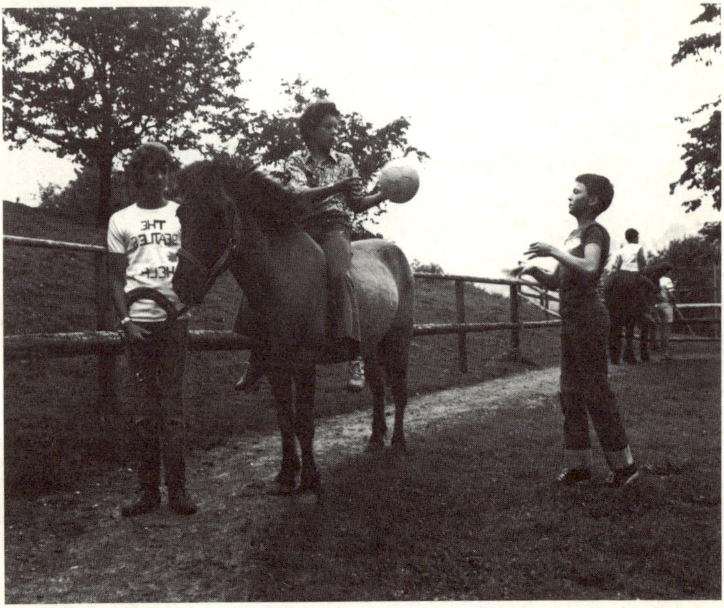

110

Übungen im Kommunikationsbereich

„Spielchen"

Es geht hier darum, bestimmte Probleme oder Situationen mit den Kindern zusammen zu bearbeiten und nach Lösungen zu suchen.

Die Kinder gaben dieser Art Beschäftigung den Namen. Ein Kind oder ein Pony hat in seinem Verhalten anderen gegenüber ein Problem. Wie können wir helfen? Was können wir tun? Antwort: Wir machen ein *Spielchen* mit ihm.

Beispielsweise benahm sich das Pony Gâski auffällig, wenn etwas knisterte. Es wich plötzlich zur Seite aus, und das konnte für die Kinder beim Reiten unangenehm oder gar gefährlich werden. Wir fragten uns, warum sich Gâski so verhalten mußte. War es aus Angst? Hatte er vielleicht schlechte Erfahrungen mit knisternden oder flatternden Gegenständen gemacht? Wir wußten es nicht und konnten auch niemanden danach fragen. Wir beschlossen, ihm zu helfen. Wir, das waren vier eher ängstliche Knaben im Alter von 8 bis 10 Jahren und ich, füllten eine Tüte mit Brotstücken und gingen damit auf die Ponyweide. Wir riefen dem Tier und knisterten mit der Tüte dazu. Gâski stellte die Ohren und machte sich bereit zur Flucht, wir waren ihm nicht geheuer. Wir beschlossen, uns im Halbkreis auf den Boden zu setzen, seinen Namen zu rufen und von Zeit zu Zeit zu knistern. Gâski beobachtete uns gespannt; das Spiel seiner Ohren verriet uns, daß er sowohl das Locken wie auch das Knistern wahrnahm. Wir wirkten aber offensichtlich für ihn nicht mehr so bedrohlich, weil wir uns niedergesetzt hatten. Gâski kam Schritt um Schritt näher. Für die Kinder war es ein spannungsvolles, langes Ausharren und Stillehalten; jede falsche Bewegung hätte das Pony wieder erschreckt. Als das Tier ganz nahe war, entdeckte es das Brotstück, welches aus der Tüte guckte. Gâski, der große Brotliebhaber! Ganz sachte fischte er mit den Lippen das Stücklein Brot aus der Tüte und fraß es genüßlich. Wir lockten ihn und zogen ein neues Stücklein heraus, aber nur so weit, daß er die Tüte berühren mußte. Etwas rascher als das erste Mal schnappte er danach, und da knisterte es! Er trat einen Schritt zurück, hatte aber das Brot schon im Maul. Wir sprachen beruhigend auf ihn ein und lockten wieder. Siehe da, er kam sofort näher, steckte ohne Zögern sein Maul in die Tüte und schnappte sich ein weiteres Stück Brot. Wieder knisterte die Tüte, doch diesmal wich er nicht zurück. Wir erlebten mit, wie er Stücklein um Stücklein aus der Tüte holte; sein Kopf verschwand sogar darin und blieb fast stecken. Ohne sichtbare Zeichen von Angst fraß er alles auf. Die Kinder lobten ihn und waren stolz, daß das Experiment gelungen war.

Mit weiteren ähnlichen „Spielchen" halfen wir ihm, seine Angst zu überwinden. Die Kinder hatten immer neue Ideen. Heute ist Gâski „geheilt", kein noch so lautes Knistern erschreckt ihn mehr. Wenn die Kinder wieder etwas neues mit ihm ausprobieren wollen, kommt er neugierig herbei und macht mit.

„Spielchen", welche die Kinder zu spontanen Äußerungen ermuntern und ihre Phantasie anregen:

Wir stellen uns vor, wie dem Ponyführer und dem Reiter auf ihrem Ausritt viele Hindernisse den Weg versperren. Die beiden werden gezwungen, entsprechend zu reagieren (d. h. vor dem jeweiligen Hindernis eine entsprechende Übung zu machen). Das Hindernis ist allerdings nicht sichtbar, sondern ein Kind in der Mitte des Paddocks kündigt es an. Es ruft zum Beispiel:

„Ein Ast hängt herunter!" Das bedeutet: Lege Dich auf den Ponyhals!

„Eine Wespe fliegt um Dich herum!" Der Reiter muß mit den Armen kreisen, um die Wespe abzuwehren.

„Jemand liegt auf dem Weg!" Der Ponyführer muß nach links oder nach rechts ausweichen, je nachdem, mit welcher Hand der Reiter zeigt.

„Der Müller lädt einen Sack auf!" Der Reiter legt sich wie ein Mehlsack quer über das Pony.

„Der Reiter ist müde!“ Er legt sich nach hinten auf die Kruppe usw.

Die letzte Übung des Hindernis-Ausrufers heißt: „Der Reiter hat genug!“ Das bedeutet Wechsel zwischen Ausrufer und Reiter bzw. Ponyführer.

„Spielchen“, wie man eine unangenehme Begebenheit spielerisch bewältigen kann:

Ein Kind ließ sich immer wieder plötzlich und ohne ersichtlichen Grund vom Pony fallen. Es kippte einfach auf die Seite und ließ sich heruntergleiten. Ich konnte dieses Kind nur auf Blakkur reiten lassen, denn nur Blakkur bleibt dann sofort stehen, manchmal sogar schon vor dem Fall, als ob er mich warnen wollte.

Im Gespräch mit dem Kind selbst konnte ich nicht herausfinden, weshalb es sich so benahm. Ich war mit meiner Weisheit am Ende, auch meine Geduld ließ merklich nach. Ich versuchte, dem Kind klar zu machen, daß das Fallenlassen gefährlich sei, daß es sich ernstlich verletzen könnte, und daß vor allem ich es nicht mehr auffangen könne. So geschah es dann auch. Einmal glitt der Knabe langsam wie im Zeitlupentempo zu Boden. Er machte ein erstauntes Gesicht, fing an zu lachen, und plötzlich lachten auch die anwesenden Kinder mit. Ich aber hatte genug davon, ich wollte kein weiteres Risiko mehr eingehen.

Ich schlug ein „Spielchen“ vor. Wir setzten uns zusammen und erdachten ein „Spielchen“, mit dem wir das unvorsichtige Kind vielleicht „heilen“ konnten. Es kamen einige gute Vorschläge; vom betreffenden Kind selber kam einer, der sofort von den anderen begeistert aufgenommen wurde: *Alle* Kinder sollten sich fallen lassen dürfen. Immer wenn ein Kind sich fallen lassen wollte, müßte es mich mit dem Ruf „Ich falle!“ warnen, damit ich rechtzeitig springen könnte, um es aufzufangen. Wir spielten das „Spielchen“! Ich rannte von Kind zu Kind, fing auf, und alle außer den Ponys und mir hatten einen Heidenspaß. Nun gab ich bekannt, daß wir das Spiel ein wenig abändern würden: *Ich* dürfe nun auch etwas rufen und zwar: „Jetzt nicht!“ Dann herrsche

Fallverbot. Antworte ich aber „Ja“, dann wäre es erlaubt. Das „Spielchen“ nahm seinen Lauf, und alle hielten sich an die Regel. Nach Beendigung des Spiels setzten wir uns wieder zusammen und diskutierten, was am Fallenlassen und Aufgefangenwerden denn so schön sei. Wir beschlossen, das „Spielchen“ offiziell bei uns einzuführen. Kein Kind durfte sich mehr vom Pony fallen lassen, ohne daß nicht meine entsprechende Antwort vorausgegangen wäre. Noch zwei- oder dreimal spielten wir dieses „Spielchen“, dann geriet es in Vergessenheit. Das Erstaunliche aber war, daß der usprüngliche Auslöser des „Spielchens“ von seiner unberechenbaren „Fall-Lust“ geheilt war!

„Spielchen“, wie man eine weniger angenehme Arbeit mit Spaß hinter sich bringt:

Das Fellputzen beim Haarwechsel im Frühling will oft kein Ende nehmen. Es ist keine sonderlich beliebte Tätigkeit, nicht zuletzt darum, weil es dabei recht staubt und viele Haare in der Gegend herumfliegen, die das Aufräumen nachher so mühsam gestalten. Als Anreiz zur unangenehmen Arbeit spielen wir folgendes „Spielchen“: Die Ponys werden in Reih und Glied angebunden. Jedem Kind, eventuell zwei Kindern gemeinsam, wird ein Pony zugeteilt. Auf „Los!“ springen alle in die Sattelkammer und holen, was gebraucht wird: Fellstriegel, Gummistriegel, Kaktustuch usw., bis alles beim Pony ist. Wer zuerst fertig ist, darf Putzmeister sein, d. h. er müßte nicht selber putzen, sondern er beobachtet, hilft, erklärt, leitet dort an, wo es nötig ist, bis das letzte Pony auf Hochglanz poliert ist. Nicht selten kommt es allerdings vor, daß der Putzmeister im Eifer mehr am Pony putzt als seine Knechte.

Es gäbe noch von vielen solcher „Spielchen“ zu erzählen. Daß sie den Kindern viel bedeuten, und daß man sie *so oft als nötig* anwenden soll, mögen Ihnen die Beispiele veranschaulicht haben.

Fotos zu den „Spielchen“

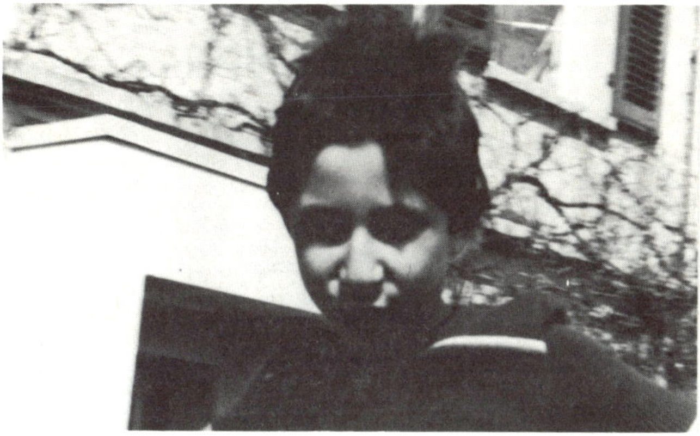

111 Unser „Fall“-Spezialist

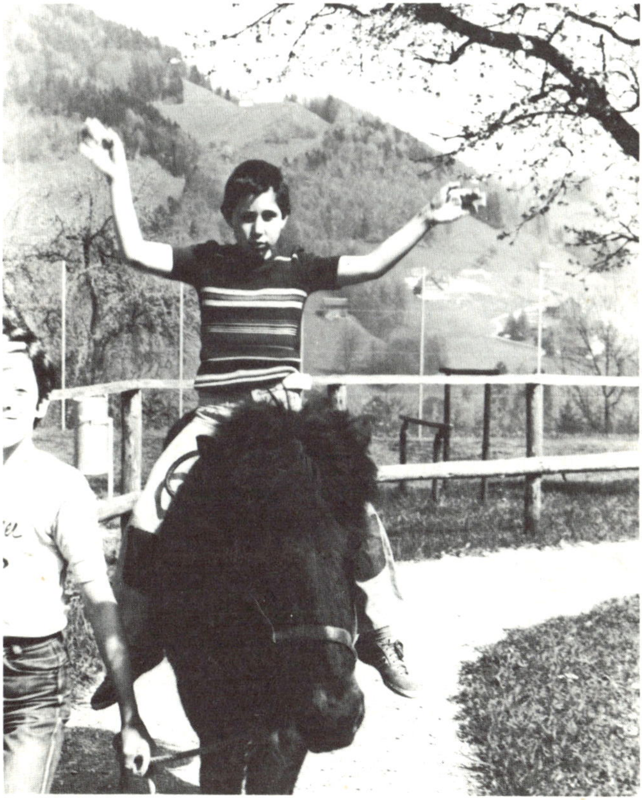

112

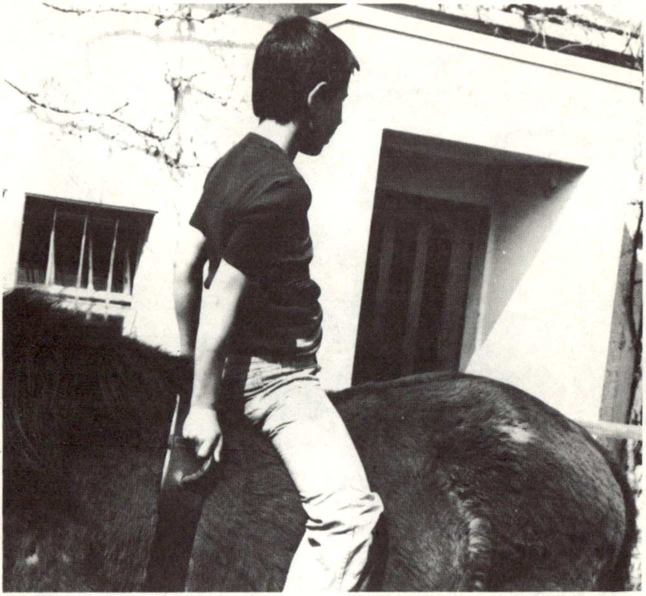

113

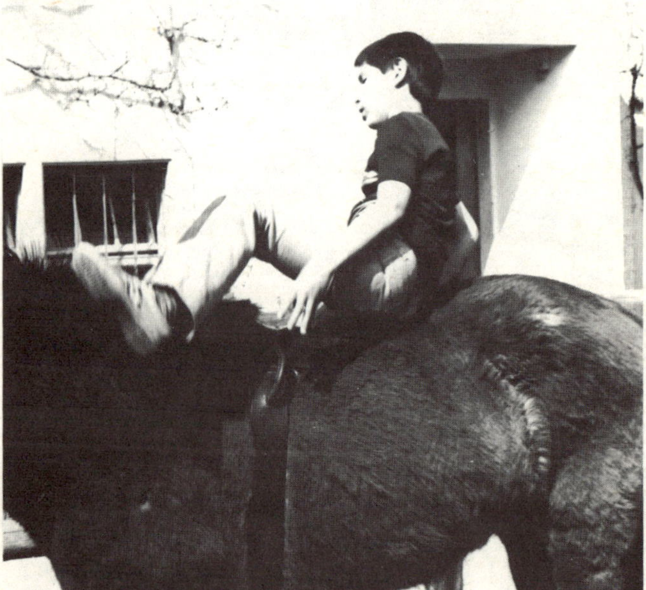

114

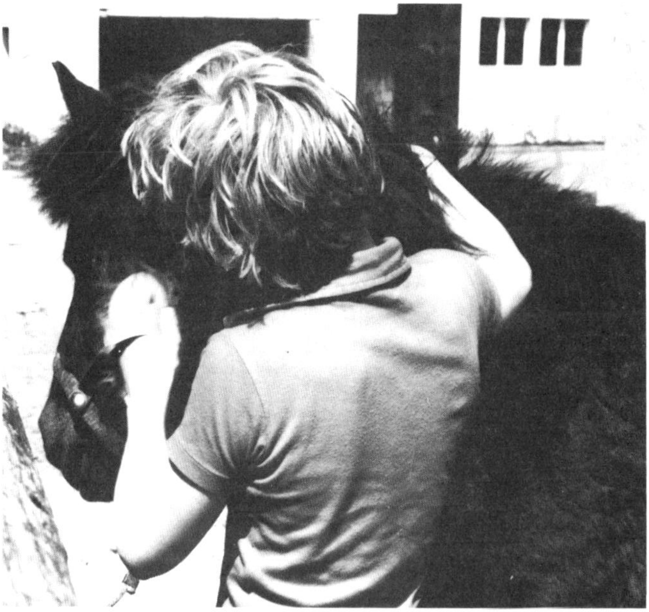

115 Der Putzmeister bei der Arbeit

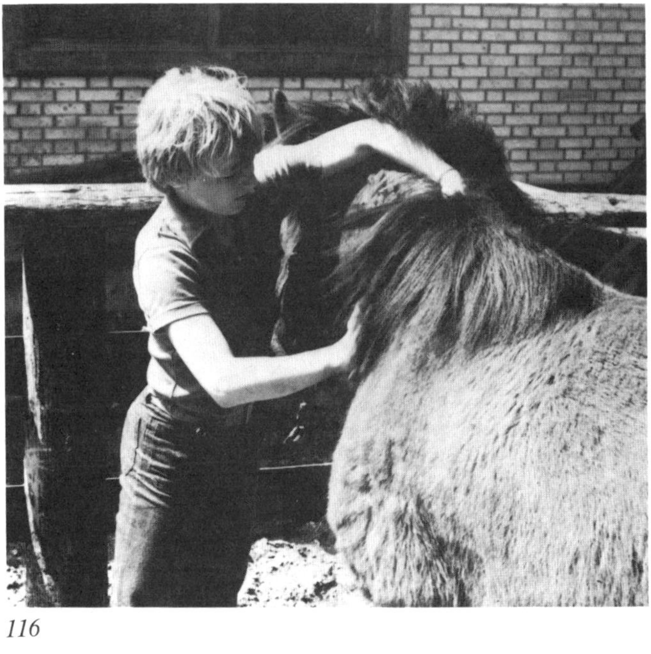

116

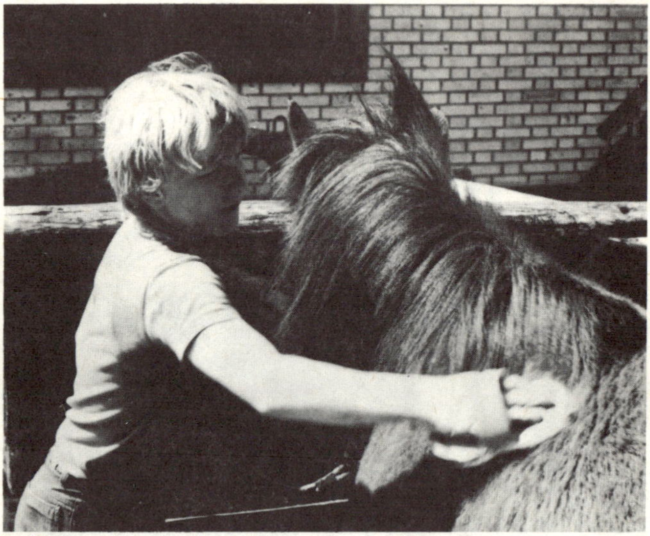

117

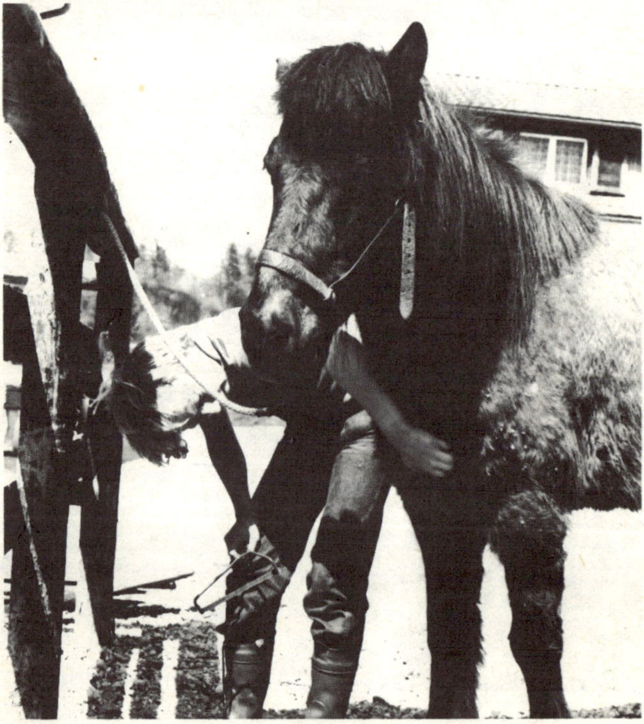

118

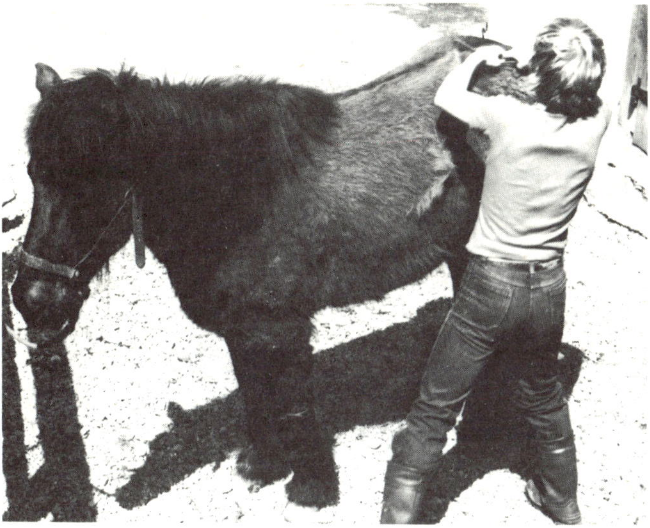

119

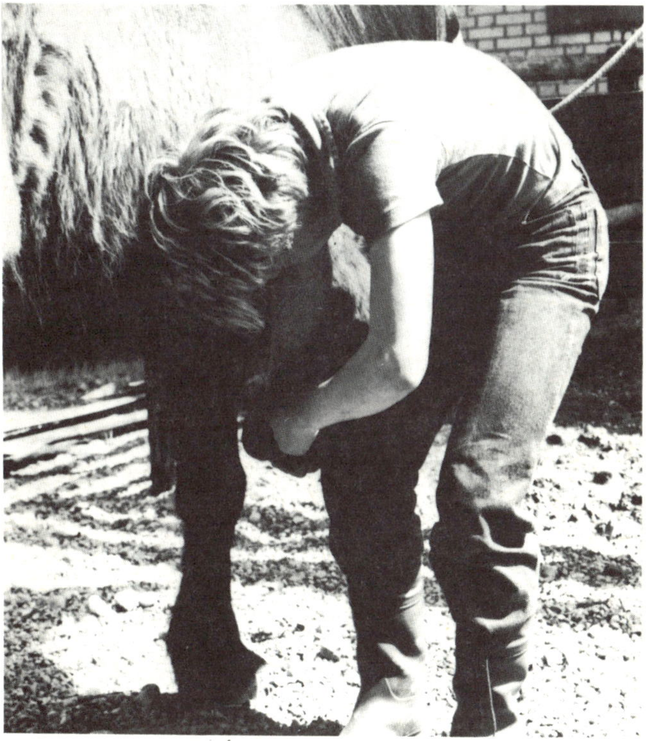

120

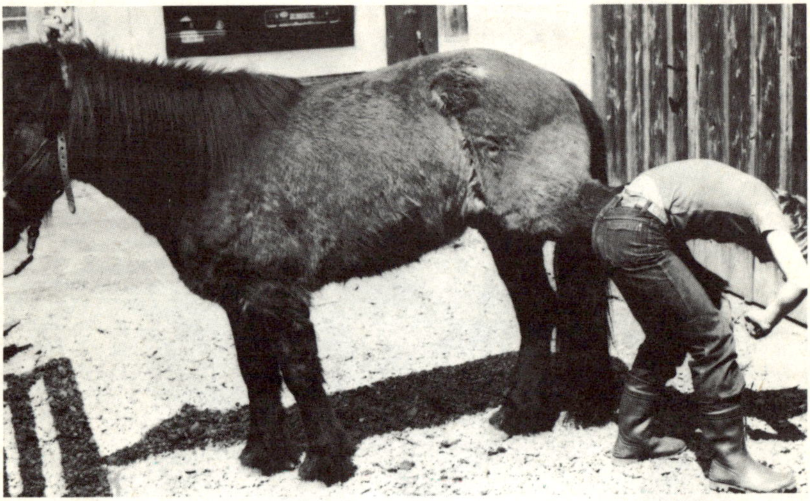

121

Schlußbemerkungen

Das Heilpädagogische Reiten soll dem Kind den angstfreien Umgang mit dem Pony ermöglichen, den natürlichen Kontakt zu ihm fördern, Spaß und Lust am Reiten und an den speziellen Übungen vermitteln; es soll das Selbstvertrauen entwickeln und immer zu neuer Selbstbestätigung verhelfen.

Das Kind darf jedoch nie überfordert werden; es soll neugierig bleiben, wie es wohl weitergeht und sich immer darauf freuen können.

LITERATUR

M. Baum: Die besondere Eignung des Pferdes als Erziehungshilfe bei Störungen im Sozialisationsprozeß. Sonderheft der Mitglieder-Information des Kuratoriums für Therapeutisches Reiten. Dillenburg 1981

Wilhelm Blendinger: Psychologie und Verhaltensweise des Pferdes. Erich Hoffmann Verlag, Heidenheim 1971

H. L. Breiner: Therapeutisches Reiten im Dienst der Sprachtherapie. Referat auf dem 4. Fortbildungsseminar für Krankengymnasten mit Hippotherapie-Lizenz in Ludwigshafen am 12. Juni 1982

Ursula Bruns: Voltigieren leicht gemacht. Albert Müller Verlag 1964

Ursula Bruns: Richtiger Umgang mit Pferden. Albert Müller Verlag, Rüschlikon

Dietrich Eggert: Psychomotorisches Training. Beltz Verlag, Basel 1975

Wolfgang Heipertz: Therapeutisches Reiten. Frankh's Reiterbibliothek 1977

Emil E. Kobi: Heilpädagogik als Herausforderung. Verlag der Schweizerischen Stelle für Heilpädagogik. Luzern 1979

Emil E. Kobi: Die psychomotorische Unruhe im Kindesalter, eine heilpädagogische Interpretation. Verlag Paul Haupt, Bern 1976

J. F. W. Kok: Grundlagen moderner Heimerziehung. Ein Leitfaden für Ausbildung und Praxis. Lambertus Verlag, Freiburg im Breisgau 1978

Armin Löwe: Motorik ist mehr als Bewegung. Marhold Verlag, Berlin 1976

J. L. Neikes: Scheiblauer Rhythmik. A. Henn Verlag, Wuppertal, Ratingen, Düsseldorf 1969

M. Reichenbach-Birkenreuth: Reiten allein tut es nicht. Lappverlag, Mönchengladbach 1962–64

Michael Schäfer: Die Sprache des Pferdes. Nymphenburger Verlagsbuchhandlung 1974

Lotte Schenk-Danzinger: Entwicklungspsychologie. Oesterreichischer Bundes Verlag für Unterricht

H. Städeli: Die leichte frühkindliche Hirnschädigung. Ein Leitfaden aus der Praxis für die Praxis. Huber Verlag, Bern 1972